徒手

教你輕鬆練上焦，調和肌肉與呼吸，
修復運動傷害、遠離長新冠！

氣血修復運動

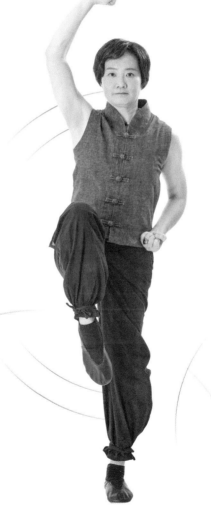

國家級武術教練

李筱娟 著

Contents | 目錄

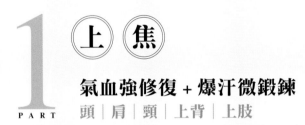

上 焦

氣血強修復 + 爆汗微鍛鍊
頭│肩│頸│上背│上肢

PART 1

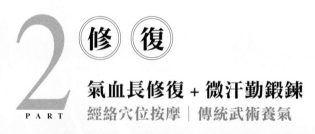

黃連順 台灣精武體育會會長
（1992-2001 年中華民國國家代表隊武術項目執行教練）

武術帶來的好處非常多，不僅對身體各機能有良好功效，還能夠發展動作的協調性、靈敏性和速度以及肌肉的彈性。敝人現年已七旬仍看不出來老化，仍然健步如飛、身手矯健，頭髮濃茂不見疏稀，外人猜不出我實際的年齡，這就是我親身體認到武術帶來的利處。

不過，很多人常會覺得「練功習武」是很難的運動，而感到害怕或不敢親近，幸好，筱娟的這一本書，以平易近人的概念及教學方式傳授給大家，相信每個人都能立即上手，不管你有沒有運動細胞或是武術底子，只要跟著做，就能感受到這個運動帶來的好處！

筱娟是敝人擔任中華民國國家武術代表隊武術項目執行教練的國手，她擁有很好的身體素質，資質聰慧，也很努力，從小習武至今將近三十年，仍不斷精進各種武術拳種（少林、形意、八卦、太極及刀、槍、劍、棍）的科學研究與技術探討。筱娟不管是身形、力量、速度、功架等，都是難得一見的武術奇才！相信跟著她、跟著這本書一同練習，必能找到正確的運動方向，讓身心健康、喜悅！

李筱瑜 台灣三鐵一姐

很多人都問我，在鐵人三項那麼高強度的訓練裡，是否曾經因為訓練而受傷？那還真的沒有，因為在訓練之餘，我也會定時讓身體、肌肉放鬆和舒緩，這是我和我姐從小就有的觀念，也是我比賽生涯中屢獲佳績的利器！

但我曾經在求學時期發生嚴重車禍，和自行車訓練中因意外受過大大小小的傷，但靠著訓練和復健，我也以更好的姿態重新站回賽場。人的身體、肌肉是可以復原的，只要你用對方法，就算現在這裡痠、那裡痛，還是能一步步提升體力。

這本書裡提到的運動，招式簡單易懂，還會教你呼吸練習和穴位按摩，不管你平常的運動習慣是跑步、打球還是游泳……都可以搭配這個修復運動讓疲累的肌肉回到更好的狀態，讓自己可以更持久、更有效率，也更開心地享受運動！

吳明珠 中醫師

當發生運動傷害，常會用到中草藥、推拿針灸、拔罐刮痧等治療方法來消腫止痛、活血化瘀，幫助身體恢復正常；當復健得不好，臨床上就常有患者會出現筋骨受傷後的症候群，甚至影響身體的正常行動或功能。

這本書就很好地結合了中醫和西方的運動醫學，是一套全身性的修復與體能訓練，加上筱娟老師本身擁有非常豐富的中醫知識，讓讀者在簡單運動的同時，能夠運用穴位、經絡讓氣血運行。不管預防受傷還是受傷後復健，或是運動時讓身體和肌肉更快地得到肌力提升，都是很適合的參考書！

鄭凱云　健康主播

我和筱娟老師認識十多年了，這些年來，我看著她像一塊大海棉，持續認真地四處學習，努力自我提升，只為了讓自己和學生們健康。

她是非常難得的全方位教練！原本就是台灣體適能界的始祖級人物，深諳西方人體解剖學，很清楚如何藉著有氧、肌力重訓、瑜伽來協助學生；這十幾年她更鑽入中醫經絡、穴位、艾灸的浩大領域中，從氣、從上焦、中焦、下焦，教學生從各個面向來調理。

筱娟老師的每一本書都是暢銷書，因為她結合了東方和西方運動醫學的精髓，而這次更提升到「自癒」的層次，從預防醫學帶領你和家人修復健康、遠離疾病，這絕對是家中必備的健康好書。

自我修復，是一輩子的功課

與「修復」結下不解之緣

從小，自我有記憶以來，因為有個性開朗又愛玩的爸媽帶著我和妹妹上山下海，我十歲前從來沒有坐在家裡看電視的機會；我的印象裡，只要爸媽有空，我們不是在郊外爬山烤肉、就是在海邊戲水游泳，從事各式各樣的戶外活動。我還包著尿布時，爸媽甚至就把我帶去冰宮溜冰刀，讓我自己扶著欄杆，反正屁股包著尿布，跌倒也不會痛！就這樣，我和妹妹從小在爸媽的薰陶下，十分熱愛大自然與戶外運動，甚至連撞球、保齡球這些一般人可能要到大學才會接觸的活動，我十歲前就已經玩遍了。

爸爸的個性很好客、也很阿莎力，看重情義甚於金錢，如果覺得朋友有困難，就會義不容辭地幫忙——導致他開的餐廳被朋友賒帳賒到不

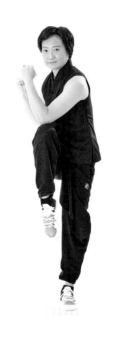

得不結束營業。我十歲時，有一次，他咳嗽咳了很久都沒好，以為是小感冒，就到家裡附近的一間中醫診所看病；老醫生經驗豐富，一看就說：「你這病就是癌症啊！」原來他得了淋巴癌，而三十年前的癌症就是不治之症。當時他還不到五十歲，還是海軍陸戰隊退役，一直以為自己身強體壯，卻一下就被醫生宣判了死刑；這個晴天霹靂，讓他從診所回到家不過兩百公尺的距離，卻走了兩個小時。老醫生的一句話，一棒子就把他的求生意志打垮了，從此人生大亂、一蹶不振，病了二、三個月就過世了。他過世之前病得很辛苦，當時無藥可醫，只能打嗎啡止痛，到最後瘦到只剩下皮包骨。還是小學生的我，下課回到家時，他總會希望我幫他拉拉筋骨、按摩一下，讓他的身體可以伸展開來，當時我才發現，原來這麼簡單的伸展與按摩手法，就可以讓病人感覺舒緩、減輕疼痛。所以爸爸過世之後，我在心中立下志向：長大後要找到讓人減少或舒緩病痛的方法。

什麼都會的運動爆發期

爸爸過世時我十歲，就讀國小四年級，但個頭已經比同齡的小孩要高上一截。有一次，我的表妹邀我一起去家裡附近的泳池戲水——當時我還不會游泳；沒想到隔天游泳池的委員就來問我媽：「可不可以讓你女兒參加我們的游泳隊？」原來昨天去泳池時，正在訓練選手的教練遠遠看到我的個頭後相當滿意；而媽媽進一步得知我參加游泳隊就可以免費學游泳之後，也就答應了。所以，我成了新營國小游泳隊中年紀最小的成員，一個禮拜學會游二十五公尺，一個月學會游五十公尺，然後再隔兩個禮拜就去參加比賽，破了國小的游泳紀錄；因為當時我個頭算高、體力又好，所以後來連跳遠、跳高、田徑、籃球、排球校隊也都來找我參加。

但是到了要升國一時，就必須選定一項日後要專注發展的運動項目；那時候，我跳高、跳遠、短跑都破紀錄，打球也沒問題，所以好幾個教練同時來爭取我加入他們的校隊——甚至天天往我媽開的美容院跑，藉口理髮，其實是要來送禮並遊說我媽讓我加入。於是，我開始認真考慮各項運動的未來性，而當時我主要的評估標準，就是這項運動是否會帶來運動傷害，因為當時我已經知道，運動傷害對運動員的影響極大。

　　基本上，每種運動都有潛在的傷害，對選手來說就是一種職業傷害。我心想，打球、跳高、跳遠都是需要快速蹦跳、強勁爆發力的運動，如果我的踝關節或膝關節有一天受傷（當時已經看到有同學因為受傷沒辦法上場比賽，而且因為訓練頻繁，有一天必定會受傷），受傷的時候又剛好遇上拿保送權的關鍵時刻，那就糟糕了；而游泳，則是我認為運動傷害最小的運動。剛好我的游泳教練也是田徑隊的教練，算是水陸兩棲都精通，只要是他帶的選手，都會破紀錄；當時他叫田徑隊去游泳池跑步，等於是水中有氧，這在當時是很新的觀念，因為如果在陸上死命訓練田徑選手，他們的關節容易腫脹疲勞；但在水中訓練，因為水有黏滯性，所以要更費力，他們的動作與活動量都可以比陸上來得大。他當時就知道，結合訓練與修復，才是正確的做法。這告訴我們：一個好教練可以帶你上天堂！

正式踏上「武術」這條路

　　於是我就這樣一路從南新國中、新營高中上來，拿到保送權後，等著學校分發；閒閒沒事做的這段時間，我還是保持著去新營運動場運動的習慣，每天跑步、保持體能。當時，各類運動的協會都會在運動場下方設置一個活動的場域。有一天，台南縣武術協會的理事長以為我每天翹課來跑步，但又看我體力不錯，就來跟我閒聊，才知道我現在是在保送等分發，所以沒事做。他問我：「那你喜不喜歡武術？」我馬上興奮

地說很喜歡，雖然沒有練過，但是很有興趣；因為我印象中的武術，是小時候爺爺看的京劇裡頭會連翻好幾個跟斗、很帥的那種功夫。理事長說：「那你等我一下，你現在有空喔？」我說有空。他馬上打電話call來一位教傳統拳術的教練，當場教我一套拳術；通常一套拳術會分動作，一般人大概要一個半月到三個月的時間，才能紮實地練好一套拳，記熟套路，打得有模有樣；因為我沒事做，就把老師教我的那幾招一直練、一直練，結果一個禮拜就練會了。然後我就去跟理事長說：「老師，你請那個教練教我的拳，我已經學會了。」他一口茶噴出來：「什麼？你學會了？真的假的？那你打一次我看看。」打完之後他點點頭，拿起電話call另一位教練來，突然轉頭問我：「你喜歡刀還是劍？」我想說，劍好像太秀氣了，刀比較威風，於是我說：「刀。」他就跟電話那頭說：「你過來教她刀。」教刀的教練就來了，開始教我如何耍刀。

後來我才知道，兵器有分刀槍劍棍等，通常在武館都是老師叫你學什麼、你才能學什麼，但是理事長對我特別好，都讓我自己選。一個禮拜之後，我又跟他說：「刀我也會了耶。」「刀你也會了？這麼厲害？你比一次我看看。」看完，他又點點頭，問我：「你今晚有空嗎？你晚上來跟其他師兄弟認識認識，然後我教你防身術、拳擊。」當時他擔心嚇到我，不敢說是綜合性格鬥，只說是防身術跟拳擊。我擔心會打到臉，但他信誓旦旦地說：「不會不會，你來，我叫他們讓你打，你盡量打，他們不會打你。」於是，我便被理事長師父一步步地引君入甕，從拳術、兵器到散打搏擊，踏進了武術的領域。

從武術開始學修復

我這樣練了一個月就被派上場比賽，結果竟然拿到全國冠軍；當時不過才練了一個月的武術，每天被摔、被打、被拐腳，也造成全身筋骨痠痛、多處扭傷瘀青。尤其那場比賽結束之後，我的師父興高采烈地說：「快點！快點！記者要來拍照了！」我只能說：「師父，我現在沒辦法動……」因為下場後我全身痛到無法動彈，連手都舉不起來；只能讓師兄弟把我扛下擂台，衣服換一換，開始塗搓青草藥膏，才放記者進來採訪。但當時強顏歡笑的我，只剩下一顆頭勉強可以轉動，全身其他部位都痛到快癱瘓了。

從那天起，我開始深入運動修復，因為跟游泳截然相反，武術可說是最容易遇上運動傷害的一項運動；不但要練習格鬥對打，還要練習打石頭、沙袋（袋子裡裝的是會滾動的石頭）、木樁，目的是要把骨頭跟拳頭練得很硬，而每次練習完，要用「藥洗」──用一包綜合了四、五十款的中藥材來浸洗──以迅速消腫，讓該部位的代謝變好、恢復彈性、活血化瘀，這也是我在練武術時學會的最基本保養與修復方法。尤其我打的是散打搏擊，強度高、變化多，受的傷比較複雜，除了會有拉傷、可能還有扭傷，因為受傷不會是單一方向，而是多個方向的重疊；若是將肌纖維比喻成繩子，那麼每次受傷時，繩子就會扭轉打結、累積廢棄物，所以要利用伸展、藥洗、拔罐等方式，去活絡、暢通氣血，清除體內淤積的廢棄物。

中西醫不同的修復法

我也開始著手去了解、研究若干中西醫不同的修復方式；以運動傷害來說，中醫一定是先用天然成分的涼性青草藥膏或藥洗的方式消炎，或者口服根據個人體質調配的藥草，也會用針灸、拔罐等方式把底層瘀傷拔出來，內外消炎；但西醫則是用冰敷或是會刺激腎臟的消炎藥物，把發炎症狀壓下去，變成層層疊疊的傷勢，鬱積在底層變成瘀血舊傷。但以中醫角度來看，這種做法只是把炎症壓制下去，之後可能會有別的反應產生，比如關節炎，或是日積月累變成舊傷。如果不處理，患部就會愈來愈僵硬，肌肉或關節會變得沒有彈性，活動角度也會受限。但西醫的確有診斷明確精準的優點，因此我的建議是，如果受了傷，可以先去讓西醫檢查診斷、照 X 光，等到你對自己的傷勢有通盤了解之後，再決定要用什麼方式去調理與修復。

從選手到教練，不曾停止的修復之路

我的武術之路一直持續到後來進入國家隊、參加世界盃。從國手退下來後，我就踏入了健身產業；又因為我是種子教練，所以國外引進的運動，我都會在第一時間接觸到並接受培訓，也都會取得相關執照。目前，我教授的課程有格鬥變化性豐富的泰拳、養生的太極、心肺訓練十分有效而且老少咸宜的飛輪，以及我自己研發的禪武易筋經——一種拉筋伸展、以坐姿及躺姿進行的運動。

　　說到泰拳，當初我是台灣第一批派去泰國學習泰拳的教練，也是台灣第一個取得 WMF 國際泰拳女子教練的資格；但一開始去上課時，我還納悶自己是來當教練還是當按摩師的，因為整堂課都在講泰式按摩；後來我才恍然大悟，原來教練的責任就是照顧選手，所以賽前、賽後都要幫選手按摩放鬆，也就是說，除了訓練選手之外，也要幫他們做保養與修復。這在後來我陪妹妹出去比賽時，對此有更深刻的體會；尤其在經費拮据、沒有名氣、沒有贊助商、沒有隨隊醫生或治療師的狀況下，就只能靠自己。我不但得擔任妹妹的教練，還要幫她做修復，身兼運動傷害防護員、醫生、打雜、苦力等多職。而選手的修復當然要更小心，因為他們往往是今天出了狀況，明天還是得負傷上場。以我自己以前參加比賽的例子來說，有一次比賽完，接著就開記者會，開完記者會後馬上又要進行冠亞軍賽，根本沒有時間休息與修復，就又要帶著前一場比賽的傷勢直接上場奮戰；這時，除了靠選手的意志力之外，就要有很厲害的膏藥以及修復手法，幫忙選手迅速放鬆、重新衝刺。

　　這些年來，我愈來愈深刻體認到修復的重要性，也逐漸發展出各種自我治療與徒手修復的方法。除了本書會提到的運動，我也十分推崇將這些運動與艾灸結合，這是每個人都適合的方式；艾灸比針灸好的原因是，有些部位可能不便針灸，卻可以利用艾灸的氣來穿透所有穴點。因此，我也發展出一套可以坐在艾灸墊上進行的全身修復、鍛鍊兼保養的運動。

近年來健康意識提升，上健身房、進行高強度激烈運動的人也愈來愈多，但在不知如何放鬆修復的情況下，肌肉往往會練到僵硬、失去彈性，進而發生運動傷害。希望我累積多年的修復所學與經驗，能幫助本書的讀者學會徒手自我修復。在運動之餘不忘修復，才能真正達到運動健身的目的與效果。

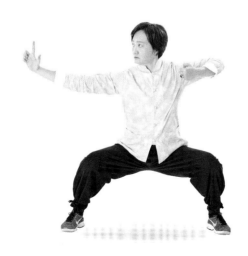

前・言

徒手修復
你就是自己的教練與治療師

　　從小學習各類運動的我，拿過世界盃的武術散打冠軍，曾經是國家武術隊的選手，擔任過太極、武術、游泳，以及體適能、水中有氧、瑜伽、皮拉提斯等多種運動項目的國家級專業教練，還曾被特聘為特種部隊的體能訓練教官。多年來的國手比賽與教學經驗，讓我在不斷累積各類健身鍛鍊的技巧之餘，也開始深入運動修復的領域；而為了鑽研各種中西療癒與修復方法，我陸續取得各項國際證照並接受專業訓練，包括傳統中醫的董氏奇針、劉氏針灸、切脈法、中國針灸師國考執照，以及西方的 NASM 美國國家運動醫學協會教練、臼井靈氣治療師等。

　　儘管洋洋灑灑的資歷相當可觀，專業證照也多到令人眼花撩亂，但萬法歸宗，回歸到原點之後，我領悟到一個道理：修復，才是鍛鍊的第一步。孔子曾說未知生，焉知死——尚未了解生，如何了解死；而我要說的是，尚未了解修復，如何了解鍛鍊。在多年來的教練生涯中，我

看過許多熱愛健身、勤加鍛鍊的學生，肌肉練得很大塊，一把脈卻是氣虛；換句話說，當他們汲汲於追求大重量與高強度的訓練時，卻忽略了這類訓練必須耗費大量能量，沒有注意到肌肉與關節會疲勞與僵硬，失去彈性又缺乏放鬆便容易受傷，同時過度訓練又容易造成交感神經過於興奮，影響睡眠與專注力。因此，鍛鍊外在筋皮骨的同時，也必須同時配合內在氣血的調養，兼具內外修復。而這些學生的問題，終歸一句話，就是沒有體認到修復的重要性。

　　不只修復，我在本書又特別強調「徒手修復」。何謂徒手修復？就是靠自己的雙手來進行自我修復，而不倚靠醫療器材、復健儀器、或是其他具備療癒功效的用品器具（或僅作為輔助之用）。事實上，每個人偏好或適合的治療方式各有不同，而徒手修復的最大好處就是可以藉由你對自己身體的觀察、了解、評估，為自己打造出一套不限時地、不限器材的修復兼鍛鍊計畫；因為說到底，只有你最了解自己的身體，你就是自己一輩子的教練與治療師。有些人喜歡教練或治療師用重手法來為自己找出痛點或傷勢的位置並加以治療，但有些人比較敏感、不喜歡被別人碰觸，那麼如果學會了自我修復的方法，就可以用自己的手來為自己療癒，不須借助他人之力；以我的經驗，要找到自己能接受的治療方式、或者要找到一位好的治療師並不容易，這一點也是我在受過大大小小的傷、尋求多位治療師與多種治療方式之後體驗到的，更是我後來為什麼去考取這麼多治療師執照的原因。

有一次受傷後「所遇非醫」的經驗，讓我印象特別深刻。有次我在比賽時受了傷，賽後去看一位我熟悉的老中醫師，但那天他剛好不在，換他的兒子幫我治療；我驚訝地問他：「你會喔？」這位年輕人一副怕我看不起他的模樣，大聲說：「我有執照啊，就掛在牆上，你沒看到喔？」而且為了證明他真的會，他使出吃奶的力氣、看家的本領幫我整、喬、拗、扭；結果證明，有執照並不代表技術好，我被他粗糙的手法「治療」到二度受傷。他還氣憤地對我說：「你那麼厲害，不然你自己去考執照啊！」於是從那天起，我下定決心開始鑽研修復治療的領域，並陸續考取了多張國內外的相關證照，來支撐我的專業與技術，學習自我修復而不用找別人治療，不然往往花錢受罪還治不好。

因此，經過多年來的經驗累積，我對中西醫學領域皆有涉獵，像是中醫的草藥（內服與外用）、針灸、把脈、拔罐等，以及西醫的運動醫學及超音波、紅外線、電療等各式醫療復健器材（因為我家有一位超級三鐵選手經常需要快速修復治療，所以家中幾乎什麼器材都有）。其實一開始走傳統中醫時，中醫的治療就是以徒手修復

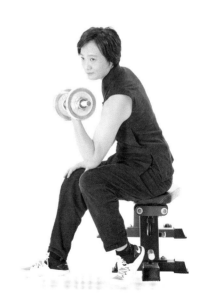

為主，再搭配外用的藥洗、藥膏以及內服的中草藥，器材修復反而是我後來接觸西方醫學才使用到。而徒手修復跟使用器材修復的差別在於，前者是用手法與技巧，後者則是用儀器、波、線、熱敷袋等等；器材修復也有許多優點，問題在於一般人必須去到診所或醫院才能使用，這樣一來，可能有與他人共用是否衛生的考量；二來，可能光是排隊、掛號、看診、復健就要等上兩個小時，才輪到你做十五分鐘的治療。

　　當然也有些人像我一樣，乾脆把器材買回家自行使用，但如果沒有治療師執照或使用經驗的話，並不建議這麼做，因為使用不當反而容易受傷；舉例來說，現在很風行的電動按摩槍，任何人都可以買回家使用，但它最初其實是復健師在使用的，後來很多人用到受傷，都是因為不知道到底要打多深、在肌肉的哪一層就要換位置、或是在哪個地方只能打幾分鐘，結果反而打到肌肉發炎、適得其反。

　　因此，我結合自己的各項所學——包括西方的體適能訓練、運動醫學、解剖學、復健治療、有氧運動、瑜伽、皮拉提斯、飛輪有氧、脈輪、拳擊、游泳與水中有氧，以及東方的太極、武術、八段錦、經絡穴位等——發展出全身性的修復通則與體能訓練，設計出一套簡單的徒手氣血修復運動，讓你成為自己的運動教練與治療師。利用零碎的時間就能完成這套運動，一邊復健、一邊運動，同時達到修復與運動的成效；如果你學會了，平時可當成保養，受傷時就當成復健，一人徒手即可進行，可說是疫情時代最實用、最有效、最能長期利用的居家修復健身法。

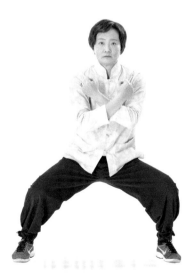

就如我一開始所說，尚未了解修復，如何了解鍛鍊；運動鍛鍊固然重要，但唯有適當而正確的修復，才能讓我們在這條路上走得更遠、更長久。

疫情時代，許多習慣必須隨之調整，健身也是一樣；不方便到健身場所上課時，也不能中斷對自己的鍛鍊，此時，懂得修復比以往更加重要。所以本書即希望教會你在不求人、不需額外器材的居家環境下，如何一人進行徒手修復與健身。一套運動於極短時間內即可完成，也可視自己方便與可得時間分散進行，目的即在於不增加額外負擔，利用日常零碎時間即可達到令人滿意的效果，而且只要持之以恆，功效必可立竿見影！

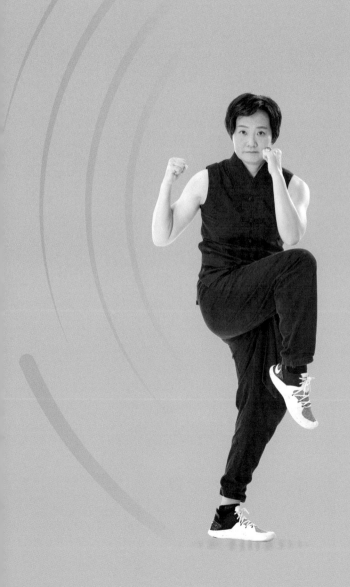

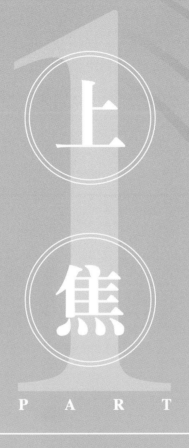

PART 1

上焦

氣血強修復 + 爆汗微鍛錬

頭｜肩｜頸｜上背｜上肢

　　般人會認為，我們的年紀愈大，身體就愈衰弱；但根據我的經驗，如果你有用對鍛鍊、保養、修復的方法，事實上身體是會進步的，甚至比年輕時還好。以我妹妹李筱瑜為例，她是台灣首位職業鐵人三項女性選手，也是首位拿下國際賽事冠軍的台灣選手，被稱為台灣的鐵人一姐；但她在三十幾歲遭遇重大車禍時，身體的狀況掉到了谷底，她完全是以堅強的意志力加上正確的修復與鍛鍊方法，才讓自己重新站起來、重新參加國際賽事。

　　當時，我和我妹妹的經紀人決定把她送去日本進行集訓，還找了一位從奧運選手退役下來的超級教練來為她訓練；過了一、兩個月之後，我們去日本看她訓練的成果，沒想到那位教練在我們抵達當天一起用晚餐時，就跟我們說：「你們要不要帶她回去？她年紀有點大了，練不動了，而且傷勢一直沒有好轉。」當時我們還是拜託這位教練讓我妹妹留在那裡訓練，請他盡力就好；因為這位教練所學的重點在於訓練而非修復，他沒有看過像我妹妹狀況這麼差、年紀又這麼大的選手，連很基礎的程度都跟不上，而且也同時在訓練他們的日本一姐，相較之下宛如雲泥之別，所以才會覺得這個選手應該是練不起來了。

　　沒想到，訓練結束之後我們再回來自己訓練、調養與修復，半年後，我妹妹出國參加比賽，竟然贏了他的日本一姐——他們的金牌選手，完全讓那位教練跌破眼鏡。甚至後來陸續幾年，我妹妹都贏了他訓練的職業選手，打破了所謂年齡與創傷導致選手無法再創好成績的迷思。事實

上，如果選手的意志力堅強，又用對方式進行訓練與修復，一樣可以有好成績！

上焦部位常見傷害與病症

中醫將人體分為上焦、中焦、以及下焦三個大部位，上焦部位包括了頭、肩、頸、胸、上背、上肢。而這些部位包括了哪些臟腑器官與關節肌肉，可簡單地概述如下：頭部包括了眼、耳、鼻、舌、腦，頸部包括頸椎、支氣管、淋巴結等，肩膀包括肩關節、棘上肌、棘下肌、圓肌等，胸部有心、肺、胸大肌等，上背有肩胛骨、斜方肌、菱形肌、小圓肌、大圓肌、背闊肌等，手臂則有肘關節、腕關節、指關節、三頭肌、肱三頭肌、肱二頭肌等。

那麼，現代人的這些上焦部位經常產生什麼病症與傷害呢？常見的病症與外傷，與頭、胸、心、肺有關的包括：眼壓高、飛蚊症、視力退化、耳鳴、重聽、鼻子過敏、暈眩、偏頭痛、失眠、支氣管炎、胸悶、心悸、心律不整等；至於肩頸、上背、上肢部位，容易產生的多為與肌肉與關節有關的外傷，包括：肌肉拉傷、關節受傷或退化、肌肉流失或肌少症、旋轉肌撕裂傷、頸部椎間盤突出（俗稱富貴包）、五十肩、膏肓痛、筋膜炎、網球肘、媽媽手、肩夾擠症候群、腕隧道症候群等。

隨著現代人生活作息與生活方式的改變，這些病症與傷害的普及率以及發生頻率也愈來愈高，有些病症我們可能耳熟能詳，又或許自己就罹患了其中一二——甚至不止；我也經常遇到罹患大小病症不等的學生來向我求助，詢問我除了看醫生之外，還有什麼運動可以幫助他們更快速地恢復健康、更有效地修復受傷或生病的部位。而除了針對傷病部位提供鍛鍊與修復的建議外，我都會要求他們，先加強全身性的氣血循環。

氣血與修復的關係

中醫常說的氣，運行於我們人體的經絡穴位之中，看不到、摸不著，往往被人懷疑它是否真的存在。因此，我們不妨將氣想成是一種能量，身體的修復需要能量，能量充足（氣足）時，修復的進行快速而容易；能量不足（氣虛）時，修復就變得緩慢而困難。中西醫在修復上的差異在於，西醫是治標，西藥進入人體就開始打仗、消耗體內的能量；而中醫是治本，會針對你的脈象去使用不同的藥材、茶飲、針灸、經絡穴位等療法來幫你補氣，先讓身體的氣血充足，以利修復的進行。

氣與血相互滋生，氣推動血運行，血則作為氣的載體；氣虛則血少、血少則氣虛，當人體氣血不足時，就容易出現許多健康問題。氣血不足的人往往會手腳冰冷，而根據相關科學研究，人體體溫每下降一

度，與免疫系統息息相關的白血球就會降低百分之三十的作用；免疫力低下時，身體容易受到病毒或細菌侵擾，因此有「體寒為萬病之源」的說法。反之，體溫每上升一度，免疫力就能提高五倍以上。所以，人體如何保持在最理想的體溫範圍之內（據研究為三十六點五至三十六點八或三十七度），甚至維持在恆溫，表示身體的調節能力強，才有辦法對抗外在環境冷熱溫度的變化，並擊退外來的細菌與病毒。

此外，體溫與基礎代謝率也有密切關係，體溫每上升一度，基礎代謝就會提高十三，代謝率高，消耗脂肪的速度會變快，不容易因為囤積脂肪而變胖。現代人由於長時間待在冷氣房中，加上疫情時期運動量普遍變少，使得基礎代謝率降低，連帶體溫也就會低於理想溫度。

・ 以武術肌力為表，以經絡穴位為裡 ・

在開始進行這套徒手氣血修復運動之前，我們應該要先了解這套運動與其他運動有什麼異同之處及特點。首先，這套運動跟其他運動一樣，都可以鍛鍊到身體的核心與肌耐力，並且提升身體的柔軟度；不同之處在於，這套徒手氣血修復運動是以武術肌力為表，以經絡穴位為裡，所以在鍛鍊外在的肌力之餘，還可以同時藉由經絡穴位的運作來補充內在的氣血與能量，可說是一舉數得。

　　我們以強化柔軟度為主的瑜伽以及強化肌耐力為主的重訓來加以比較，即可清楚了解這套徒手氣血修復運動的特性與優點為何。一般體適能或體能訓練，包括重訓，訓練的重點在於增強肌力，所以會練出所謂的人魚線、馬甲線、六塊肌、八塊肌，目的在雕塑出線條分明、堅硬有力的肌肉——但不一定能兼具柔軟度；這類運動，訓練到的是層層交疊的表層肌肉，肉眼即可看出肌肉是凸起而厚實的。相反地，瑜伽或皮拉提斯訓練到的則是深層的肌肉，所以肉眼看起來的腹肌扁平而精實，有彈性而且有力量。簡單來說，練重量只能練到表層肌肉是因為肌肉纖維縮短了，而練瑜伽雖然也會縮短表層的肌肉纖維，但深層的肌肉是被拉長的。另一方面，若從中醫學的角度來說，重訓雖然可以把肌肉練得很大塊、很漂亮，但因為你得把所有的能量都集中在外在的肌肉，肌肉量一多，新陳代謝率與基礎代謝率就要提高，所以很耗氣。因此，許多練重訓的人，往往會有外強中乾的氣虛現象；反之，瑜伽、氣功等講究呼吸法的配合，鼻吸鼻吐的方式就是在納氣。

　　那麼，武術的訓練剛好是介於上述兩種運動中間，帶有力道並兼具彈性與柔軟度，這樣動作才會敏捷，剛中有柔、柔中帶勁，剛柔並濟。同時，武術是鼻吸嘴吐，寸進時還會有不同的呼吸法；美國醫學研究每年都針對太極作對照組的研究，探討練太極拳的人為什麼可以養生長壽，結果發現，他們延壽的原因就是氣足而飽滿，可利用呼吸法對身體進行深層的按摩與修復。

相較之下，練重訓之類的激烈運動，對心臟的刺激會比較大，在運動中產生的乳酸等廢棄物也比較多，倘若無法代謝出來，就會逐漸累積在血管裡，阻礙氣血的流通。而過度訓練但沒有兼顧修復時，更會導致憂鬱症，因為忽略了修復的重要性，使得肌肉受傷、勞損，導致成績愈來愈退步，比如本來可以舉一百公斤，結果下降到八十、六十、四十……公斤，愈練愈疲累、氣虛，受的傷也愈來愈多。開始走下坡之後，憂鬱症就這樣產生了；許多選手都是因為不當的訓練致使成績愈來愈低落，連帶心情與士氣都跌落谷底。一般人也會遇到這種狀況，所以我後來又考取了諮商師的執照，因為運動也有運動心理學，身心一定是互相影響的。運動有運動的周期，什麼時候該做有氧、肌力、耐力的訓練，有其周期性；在訓練選手時，如果把訓練課表開得很好，他一定會一直進步。就像我現在所設計的這套徒手氣血修復運動，就是一般人的入門，先把站樁做好、位置站對，身體直了就會得氣（太衝穴對準肩井穴，氣即可接通）。

　　不僅如此，在進行訓練時，還要考慮內臟機能是否能承受、負荷如此高強度的訓練，因為這些肌肉必然從脾胃而來，脾胃必須攝取食物、加以運化，才能幫你生成大量肌肉。以五行來說，脾胃屬土，心臟屬火，火會生土；所以當脾胃大量工作時，心臟也要加倍工作，才能幫助你消化食物、運化能量，這就是五行中的「相生」之說。以心跟脾胃來說，脾胃如果要好，心臟就一定要好，心臟若是不好，則會影響到脾胃。而我設計的這套徒手氣血修復運動就已考慮到五行與納氣的重要性。這一點，可說是別的運動鮮少強調與考慮到的重點。

徒手修復單元

熱 身

| 站 樁 | 所有功法的入門

站樁是所有功法的入門，目的在於先讓你安定下來，讓身體裡的氣能夠順暢地流動。

全身經絡與氣血的啟動──四招

1 | 骨 盆 回 正 | 矯正骨盆、伸展下背
2 | 十二經絡拍打 | 振動深層經絡
3 | 十二經絡扭轉 | 增強氣的機制
4 | 柔 膝 轉 胯 | 凝聚氣的運行

上列幾個全身性的基礎調整修復與鍛鍊運動，旨在讓全身的骨架回歸正位，讓脊椎與骨盆保持在中立位置，即可藉由動作，從內振動全身十二經絡並加速氣血循環、從外訓練肌肉及關節的肌耐力與柔軟度。動作雖然簡單，強度卻類似中高強度的有氧運動，但不像有氧運動需要彈跳起來產生關節衝擊，而只需抬腿；與有氧運動比較起來，肢體動作更少、更簡單，但卻是有效衝高心跳的心肺運動。有氧比較耗氧，而這種運動則是在蓄能、補氣，足以讓心跳很快被帶起來並且全身迅速爆汗；全身熱起來之後，再進行局部的運動就很輕鬆了。

局部的修復與鍛鍊──七招

1 | 頭 部 | 提神醒腦操
2 | 眼 睛 | 明目養肝熨眼法
3 | 鼻 子 | 穴位按摩、呼吸法調息
4 | 頸 部 | 五勞七傷向後瞧
5 | 胸背與肩膀 | 開胸夾背、大鵬展翅
6 | 手 臂 | 二頭與三頭齊進、訓練與伸展並重
7 | 手 指 | 武術十巧手

利用上述全身性的運動來提升全身氣血、啟動全身經絡，讓你的身體做好準備之後，即可開始進行局部性的修復與鍛鍊，包括頭部、眼睛、鼻子、頸部、胸背肩膀、手臂，以及手指等部位。你可以針對自己的病症、或者想修復的部位來加強鍛鍊，並且可視自己的體力與時間來衡量或有彈性地安排訓練的次數與時間。

熱 身

| 站 椿 | 所有功法的入門

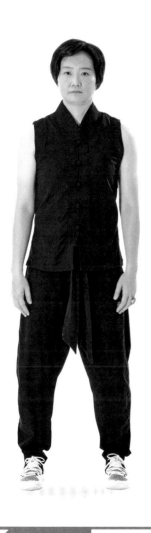

1 兩腳與肩同寬,亦即左右腳第二根腳趾頭上方
 (**太衝穴**)對齊左右肩膀與頸椎交接處(**肩井
 穴**);雙腳若有外八或內八,就要調整大腳趾
 使成正中的位置,不往外拐也不往內偏。

2 兩膝微彎,讓身體的重心落在後腳跟。

3 落胯,胯就是髖關節,讓髖關節自然放鬆落
 下,不打直鎖死,保持自然曲度。

4 頭頸自然上提,想像從頭頂(**百會穴**)往下拉
 出一條直線,把身體往上提、向上延伸。

5 沉肩,肩膀放鬆;鬆肘、舒指,手肘與手指也
 都放鬆;肋骨放平、下巴微收,雙眼平視前方,
 然後輕輕閉上。

6 保持深呼吸,鼻吸嘴吐,吸氣吸飽,吐氣拉長,
 運用腹式呼吸法;鼻子吸氣時,讓氣往下沉至
 下丹田處,讓肚子慢慢鼓脹起來往前推,嘴巴
 吐氣時,往脊柱方向內收,全身順勢放鬆。當
 你很放鬆時,身體會有一點自然地搖晃;如果
 你去抵抗的話,就會很僵硬。所以要隨著呼
 吸,讓身體自然擺動。

建議練習	每次停留 3 ~ 5 分鐘

全身經絡與氣血的啟動──四招

│骨盆回正│矯正骨盆、伸展下背

這個動作會運動到中醫所稱的下焦部位,包括骨盆、髖關節、肚臍、尾骨(**八髎穴**所在位置);骨盆就像是國旗的底座,若是前傾,脊椎就會像旗桿一樣東倒西歪,因此,這個動作可以矯正骨盆,讓骨盆的位置回正、恢復靈活。同時,這個動作還可以鍛鍊大腿肌力並改善婦科疾病。

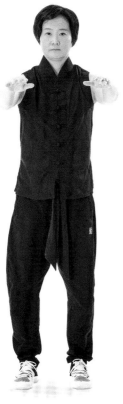
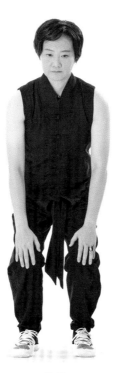

2-1   2-2

1 採站樁姿勢,吸一口氣預備。

2 雙手平舉,吐氣往下按,身體隨之往下蹲,讓掌心落在膝蓋上,護住膝蓋。身體重心落在後腳跟,前腳掌放輕鬆,再把膝蓋對齊腳尖,但不超過腳尖;如此一來,膝蓋就不會承受壓力。

同時,臀部向後坐,身體從側面看呈ㄑ字型。而手掌護住膝蓋,不但有穩定膝關節的作用,同時手掌就是一個天生的暖暖包,可以用掌心(**勞宮穴**)來熱敷膝蓋。

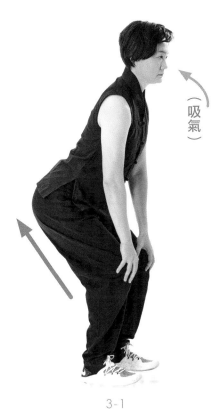

3-1

3 吸氣時翹臀，吐氣時肚子內收上提、尾骨往內捲，讓骨盆回到正位。雙腳保持不動，只動骨盆與髖關節。

吐氣收小腹、捲尾骨時，下背也會被伸展、拉開，同時柔軟下背部的肌肉。

（吸氣）

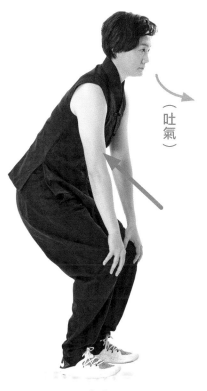

3-2

（吐氣）

| 建議練習 | 以 **12** 次為一組，可連續進行 **3 ～ 6** 組 |

第 2 招

全身經絡與氣血的啟動——四招

｜十二經絡拍打｜振動深層經絡

以中醫學的角度來看，人體的下肢（腳）與上肢（手）各有六條經絡，抬膝蓋來踢手掌這個手腳相交的拍打動作，會讓上下肢共十二條經絡一起產生深層的振動，因此這個動作被稱為「十二經絡拍打」。而以體適能的角度來看，這個拍打的動作則結合了深蹲與抬腿的訓練。

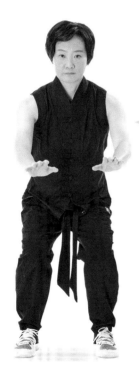

1　採站樁姿勢，吸一口氣預備。

2　雙手平舉，吐氣往下按，身體隨之往下蹲。

3　吸氣，起身。此時吐氣，左腳抬起，用左膝蓋來踢左手掌。

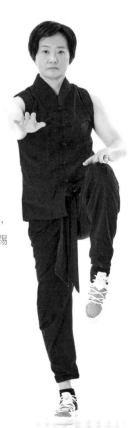

QR CODE
更詳細動作
請掃描影片

上
焦

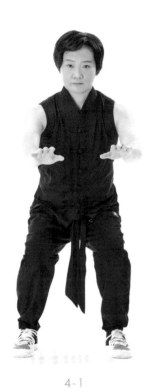

4 吸氣，雙手往下按，身體再次往下蹲；這次吐氣換右腳抬起、右膝蓋踢右手掌。

4-1

4-2

5 重複吸氣下（雙手下按、身體下蹲）吐氣上（抬腳、踢掌）的動作，左右換邊做。動作進行時，雙手保持放鬆，抬腳踢掌時要用髖關節與大腿肌肉來發力。

建議練習	以 12 次為一組，可連續進行 3 ～ 6 組

全身經絡與氣血的啟動──四招

|十二經絡扭轉|增強氣的機制

以中醫學角度來說，這個動作也叫做「氣機扭轉」；這裡面有兩個重點，一個是「氣機」，一個是「扭轉」。氣機指的是氣的正常運行機制，而氣運行於經絡之中，這個扭轉動作既然會拉動上下肢的十二條經絡，自然也會加強氣的運行。同時，這裡的扭轉是用腰部來帶動；在武術太極裡，有一個很重要的觀念是「動腰不動手，動手非太極」，打拳一定是用腰腹這一塊的力量去帶動四肢，而不是只動四肢，因為只用四肢踢打，絕對沒有用腰腹扭轉的轉勁來得有力道。所以題外話，要看一個人武功好不好，就看他的腰腹柔不柔軟、靈活度好不好。

而以體適能與肌力訓練的角度來看，這裡的扭轉是做一個類似仰臥起坐的旋轉動作，會拉伸下背、訓練側腹與對側的腹肌，有助於提升下半身的肌力與柔軟度。

1 採站樁姿勢,吸一口氣,
  雙手攤開握拳預備。

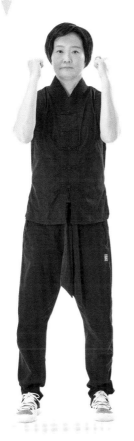

2 吐氣,身體往下蹲(類似
  深蹲),手放輕鬆,以手
  肘頂住雙腳膝蓋上方(鶴
  頂穴),雙眼平視前方。

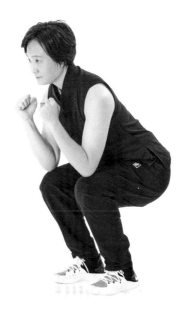

接續下頁▼

3

吸氣時起身站直，吐氣時抬左腳、身體（腰部）往左轉，
用右手肘去頂左膝蓋的外側。

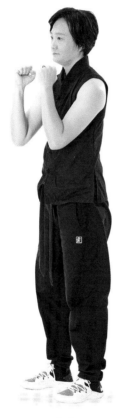

3-1

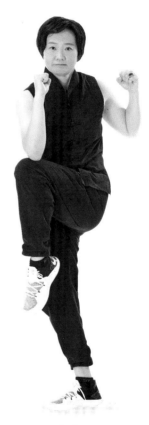

3-2

4 吸氣時身體再往下蹲,回到雙手
手肘頂在雙腳膝蓋上方的姿勢。

5 吐氣時換抬右腳、身體往右
轉,用左手肘去頂右膝蓋的
外側。

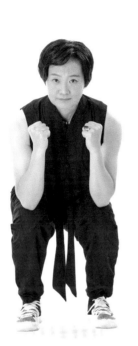

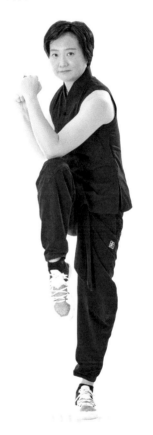

6 持續做吸氣下蹲、手肘碰膝蓋,吐
氣上轉、手肘頂對側膝蓋的外側。

建議練習　　　　以 12 次為一組,可連續進行 3 ～ 6 組

全身經絡與氣血的啟動——四招

｜柔膝轉胯｜凝聚氣的運行

以中醫學的角度來說，雙腳併攏可以凝聚我們體內的氣，從下集中起來、再加壓往上行。以體適能訓練的角度來說，轉圈這個動作則可以活動髖關節、膝關節、踝關節，以及這些關節周邊的組織與韌帶。

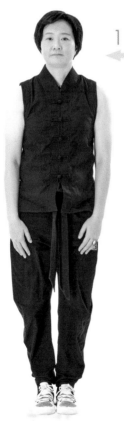

1　雙腳併攏站立，注意左右腳的大拇趾彼此靠攏、不留空隙。

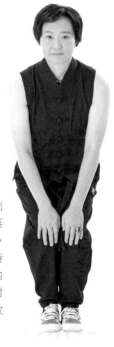

2　雙手輕搭在膝蓋上方不出力，像兩個暖暖包一樣落在膝蓋上；身體微微曲蹲，讓重量落在雙腿上，保持固定高度。落胯，肚子內收、尾骨內捲。若是想增加強度，雙腳可從曲蹲改為深蹲。

3

意識放在髖關節，由臀部帶動轉圈的動作，從左邊開始，從左轉到右算一圈，轉10 圈之後，再從右到左轉 10 圈。這個動作可以同時運動到髖關節、膝關節、以及踝關節。進行動作時，臀部不要翹起來；因為臀部有個尾閭關，如果臀部翹折起來，那麼氣走到這個穴位就斷了，無法繼續往下運行。

我們的任督二脈怎麼走呢？從人中開始走任脈，往下到會陰之後接督脈，再一路往上回到人中；所以吸氣時，氣會往上到頭頂，吐氣時，則往下到會陰。剛開始保持自然呼吸，鼻吸嘴吐即可，等到動作熟悉了，可以開始觀想吸氣時氣往上行、吐氣時氣往下行。

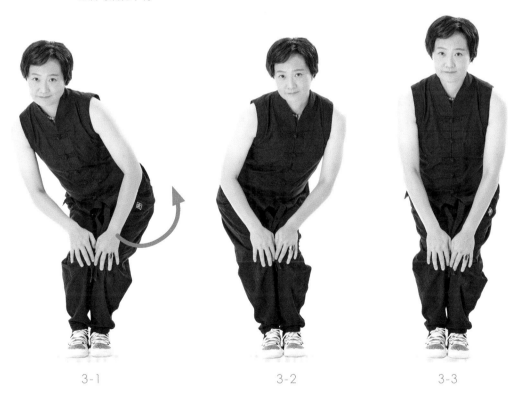

3-1   3-2   3-3

建議練習　　**左轉 10 圈、右轉 10 圈為一組，可連續進行 3 ～ 6 組**

局部的修復與鍛鍊——七招

｜頭部｜提神醒腦操

對治病症：暈眩、頭痛、偏頭痛、失眠、精神不濟、掉髮

頭部的運動是利用「抓扣」頭髮、「拍打」及「旋轉」頭部三個動作來達到提神醒腦的效果。

● 第一式「**抓扣**」頭髮

藉由從正面、後面、左右兩側的扣髮拉提動作，可以把氣凝聚在頭頂的**百會穴**，加強頭部的氣血循環與新陳代謝。許多人因為頭部氣血循環不佳，所以會脫髮，若利用這種方式去刺激頭皮與毛囊，可以把氣血調動到頭皮，有梳理頭髮、放鬆頭皮、增強頭髮柔韌性的效果。剛開始抓扣頭髮時可能會掉髮，但掉落的都是營養不良的頭髮，漸漸地頭髮會愈來愈強健、髮色也會愈來愈烏亮。

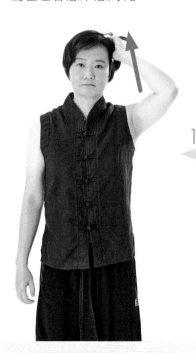

1 先把頭分成四個面：正面、後面、左右兩側。首先，從正面，手呈爪狀，扣住額頭前方的頭髮，往頭頂方向拉提。

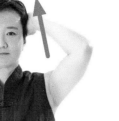

2　其次，從左右兩側，用兩手扣住兩側（走肝膽經）的頭髮，同時往頭頂方向拉提。

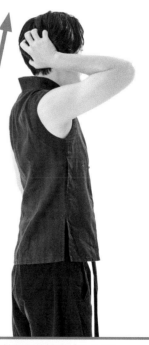

3　最後，從後側，用一手扣住後側（風池穴）的頭髮，往頭頂方向拉提。

4　吸氣時拉提，呼氣時放鬆，可以慢慢增加力道。

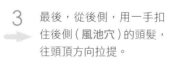

建議練習　　正面用單手抓 6 次，後面用單手抓 6 次
左右兩側可用雙手一起抓 6 次

• 第二式「**拍打**」頭部

現代人的工作容易燒腦，廢棄物不斷累積在頭部，讓人覺得頭重腳輕；
頭部經過拍打，會讓氣往下走，同時讓廢棄物從頭皮的毛細孔發散出
去，所以拍打後會讓人覺得神清氣爽。

1
↓
手呈空心掌，身體擺正，先用空掌輕拍頭頂（**百會穴**），
可雙手輪流。百會穴是全身經絡氣血交會之處，因此拍
打百會穴，也會同時振動到全身所有的經絡與穴位；身
體若是擺正，手一拍百會穴，就會直接振動到兩塊坐
骨，也是打通全身任督二脈的方式。

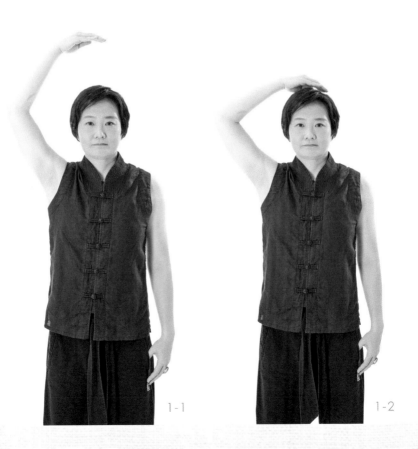

1-1   1-2

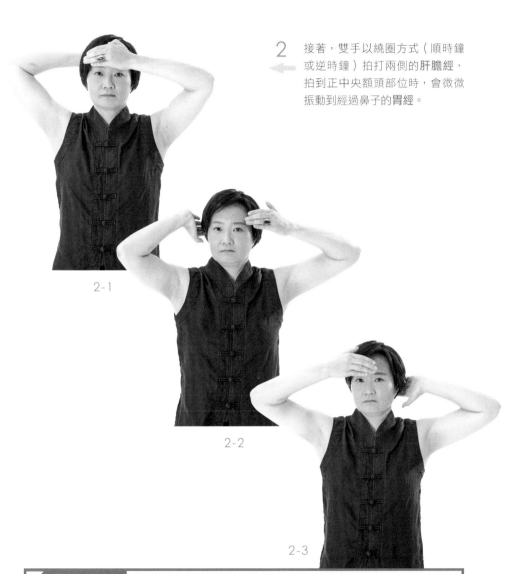

2　接著，雙手以繞圈方式（順時鐘
或逆時鐘）拍打兩側的**肝膽經**，
拍到正中央額頭部位時，會微微
振動到經過鼻子的**胃經**。

2-1

2-2

2-3

▼ **建議練習**　　用空掌拍 **36** 下百會穴後，再雙手繞頭拍打 **12** 圈

• 第三式 頭部「旋轉」

手走心包經，每個手指的指尖都有氣，手指一動，心跳就會被帶起來，並調動新的氣血上來頭頂，使腦壓往下降，同時加速氣血循環。

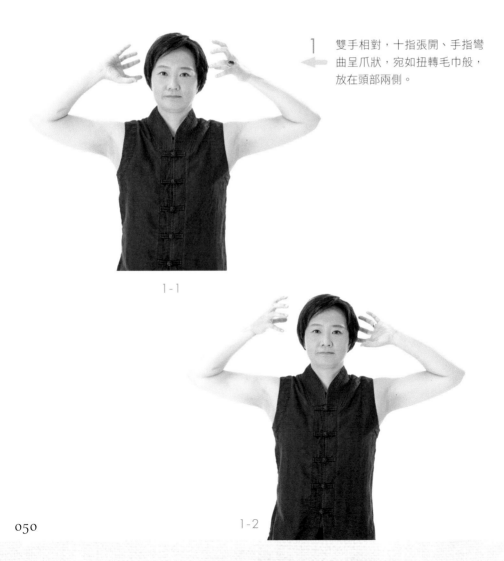

1 雙手相對，十指張開、手指彎曲呈爪狀，宛如扭轉毛巾般，放在頭部兩側。

1-1

1-2

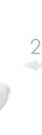

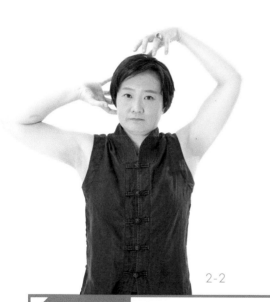

2-1

2　用十指指腹像洗頭一樣旋轉向上，
從頭頂（**百會穴**）前後左右（**四
神聰穴**）開始，摩擦頭皮、按摩
轉動，一手往前轉、另一手即往
後轉，指腹可以用點力道，配合
呼吸。

3　往下轉到兩耳處，再往上轉回頭
頂（**百會穴**），是為一圈。轉至
兩耳處，手呈空心掌蓋住耳朵，
也是一種心腎相交法；因為耳朵
主腎（水），雙手掌心（**勞宮穴**）
主心（火），以雙手蓋住雙耳，
宛如戴了兩個耳罩，也有通氣的
效果。

2-2

建議練習	一次可轉 **12** 圈

局部的修復與鍛鍊──七招

│眼睛│明目養肝熨眼法

對治病症：眼壓高、飛蚊症、乾眼症、視力退化、黑眼圈

眼主木，對應的是肝，平常可以用護眼操與穴位按摩來保養、鍛鍊及修復。眼球如果沒有常常運動，就會看起來像死魚眼，僵硬不靈活。簡單的方法是拉眼旋轉，亦即按住眼睛下方（**四白穴**）往下拉，然後讓眼球往左右上下轉動，即可放鬆眼周肌肉，而且不用點眼藥水，眼球自然就會滋潤。再者，就是利用下述的「明目養肝熨眼法」。

• 第一式 **熱敷**

1　兩手手掌搓熱或拍熱，手掌變暖後，呈空心掌蓋在眼球上方；蓋的時候注意不要壓迫眼球，留點空隙，蓋住之後，雙眼輕閉，用雙手掌心（**勞宮穴**）來熱敷眼球。

2　停留在這裡做深呼吸，鼻吸嘴吐。

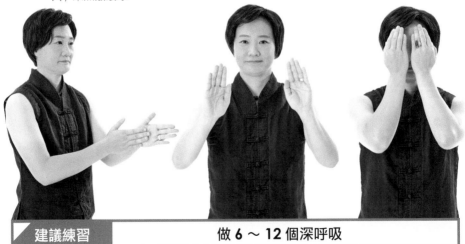

▶ 建議練習	做 6 ～ 12 個深呼吸

- 第二式 **眼球水平、垂直運轉**

1　手呈空心掌蓋在眼球上方，輕閉雙眼。

2　眼球往左右，宛如鐘擺般水平移動；再
　　來往上下，宛如直線般垂直移動。

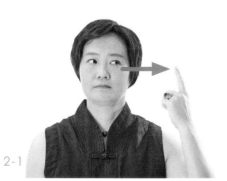

2-1

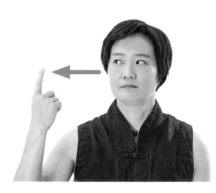

2-2

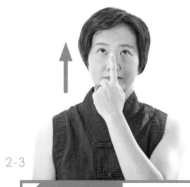

2-3

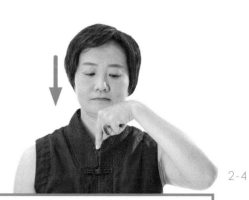

2-4

建議練習	可左右眼各移動 **6 ～ 12** 次

• 第三式 **眼球順時鐘、逆時鐘運轉**

1　手呈空心掌蓋在眼球上方，輕閉雙眼。

2　把上下左右四個方位結合起來，眼球即
　　可往順時鐘（往右）及逆時鐘（往左）
　　方向，三百六十度旋轉。

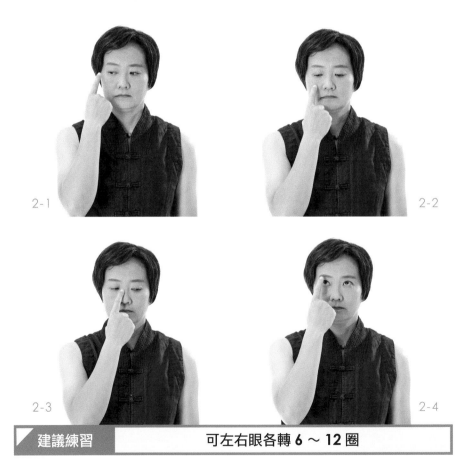

2-1

2-2

2-3

2-4

建議練習	可左右眼各轉 6 ～ 12 圈

• 第四式 **眼球模仿時鐘定時轉動**

1 手呈空心掌蓋在眼球上方,雙眼輕閉。

2 把眼球想像成時鐘般來轉動,上方是 12 點鐘、下方是 6 點鐘、左右各為 3 點鐘與 9 點鐘。剛開始練習時不熟悉,可以用手指頭來協助眼睛轉動的方向;譬如手指頭可以在眼周按順時鐘 12、1、2、3……點鐘方向緩慢點壓,讓眼皮下方的眼球跟著手指頭點壓的方向移動:亦即手指點壓到 12 點鐘,眼球就隨之看往手指點壓的 12 點鐘方向。每移動一次,眼球就定點停留一下,宛如指針般移動。此時,眼球的肌肉會用上一點力道,而眼球後方的視神經會放鬆。

以順時鐘或逆時鐘方向進行皆可,全程保持雙眼輕閉,右眼用右手協助,左眼則用左手;一手在進行時,另一手仍保持空掌蓋住眼睛的姿勢。

手指頭在模擬時鐘逐一定時點壓時,也剛好可以按摩到眼球周圍的肌肉與穴位,包括眼眶下方(**四白穴**)、靠近眼頭(**晴明穴**)、眼眶上方(**魚腰穴**)、以及魚尾部位(**瞳子膠**)。同時,用手指輕點眼周,也有消除眼周水腫的效果。

建議練習	上述四式都完成後,把雙手蓋回眼睛上方, 做 **6** 次深呼吸,再將手放下來,即可張開雙眼

局部的修復與鍛鍊──七招

|鼻子|穴位按摩、呼吸法調息

對治病症：鼻塞、鼻子過敏、支氣管炎、鼻炎、鼻竇炎、頭痛

許多現代人都屬於過敏體質，原因跟空調的發明與使用脫不了關係。我
們可說是打出生，就開始在醫院的冷氣房裡受寒；習慣了冷氣的陪伴，
在身體該流汗的季節，我們也不流汗了。但是不流汗的結果，就是許多
疾病與毒素在我們的身體裡不斷累積，最明顯的症狀就是鼻塞、鼻子過
敏，嚴重者甚至會造成過敏性鼻炎、鼻竇炎、頭痛等病症。可用穴位按
摩配合呼吸法來加以改善。

1
可用手指或扣指（食指彎曲扣住）的方式去按摩鼻翼兩旁
（**迎香穴**）以及鼻翼上方（**鼻通穴**）。先以兩手食指從鼻
子兩側往下、向內集中，宛如鑽子般往內鑽進去，按摩鼻
翼兩旁，可能會有痠痠脹脹的感覺；接著，從鼻翼兩側往
上推，推到眼頭位置，再上下搓揉，按摩鼻翼上方。如此
來回 10、12、36 次皆可。

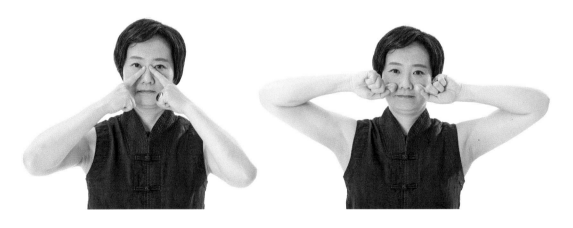

2 我們鼻塞常常是單邊塞住，這時可以利用左脈呼吸法或右脈
呼吸法來暢通單邊的鼻孔，皆為鼻吸鼻吐。當左邊鼻孔塞住
時，可進行左脈呼吸法：用手指按住右邊的鼻孔，用左邊鼻
孔呼吸，左進左出、左吸左吐；若是右邊鼻孔塞住，則進行
右脈呼吸法：手指按住左邊的鼻孔，用右邊鼻孔呼吸，右進
右出、右吸右吐。進行單邊呼吸 6 次後，再換另一邊。可自
行感受哪一邊的呼吸比較暢通、哪一邊被塞住了。

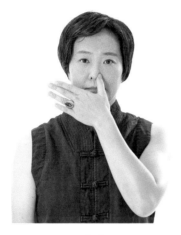

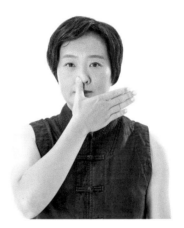

2-1   2-2

3 也可繼續進行左右脈交替呼吸法，簡單來說，就是左吸右吐、
右吸左吐。因右脈又被稱為日脈（屬陽）、左脈則被稱為月
脈（屬陰），左右脈交替呼吸有助於調和體內的陰陽二氣，
甚至改善失眠症狀。可以大拇指先按住右邊的鼻孔，以左邊
鼻孔吸氣，接著大拇指放掉、改以食指按住左邊鼻孔，以右
邊鼻孔吐氣；接著以右邊鼻孔吸氣，食指放掉、以大拇指按
住右邊鼻孔，以左邊鼻孔吐氣。

建議練習   可進行 6 次，或是至呼吸暢通為止

局部的修復與鍛鍊——七招

｜頸部｜五勞七傷向後瞧

對治病症：頸部椎間盤突出（俗稱富貴包）、烏龜頸、肌肉拉傷或扭傷、落枕、頸部關節受傷或退化

從頸部到肩關節這一段對應著我們的五臟六腑，在武術裡有個說法是「五勞七傷向後瞧」，這是什麼意思呢？五勞七傷對應的是五臟六腑的情緒，向後瞧的意思是往後轉，亦即搖頭；只要你的頭有做這種旋轉、搖頭的動作，就可以調理五臟六腑的情志。現代人往往壓力大又壓抑，心裡想的跟行為不一致；比如我們常常答應別人某些事，猛點頭說好，但其實心裡不願意，因而損傷我們的五臟六腑。所以當你「向後瞧」，搖頭、旋轉你的頸部，就彷彿小孩在搖頭說：「我不要、我不要！」就把壓力卸除了。

下巴保持微收，眼睛平視。準備進行頭頸上下左右的旋轉動作。

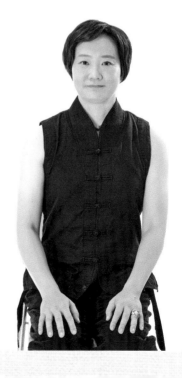

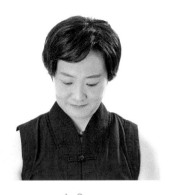

1-2

吸氣低頭，吐氣回正，伸展頸椎後側。

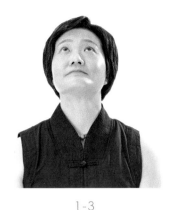

1-3

吸氣抬頭，吐氣回正，伸展頸椎前側。

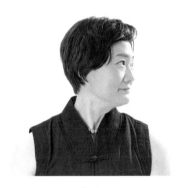

1-4

吸氣頭往左轉，視線看左肩，吐氣回正，伸展頸椎右側。

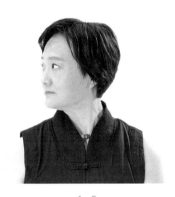

1-5

吸氣頭往右轉，視線看右肩，吐氣回正，伸展頸椎左側。

左右轉頭可配合呼吸，節奏快慢則可視個人的柔軟度，如果頸椎很僵硬或是氣虛容易頭暈，就要放慢轉動的速度。此外，下巴保持微收、肩與耳齊，才能讓頭頸胸回到原來的位置，頭頸擺正，自然地支撐住頸椎。

許多低頭族習慣下巴過於內收、整個頭頸往前傾，變成烏龜頸的姿勢，很容易含胸駝背；另一方面，如果下巴過於上揚、後仰，則可能是因為頸椎太過緊繃。下巴微收、頭頸擺正之後，才能讓新的氣上升到頭部，舊的氣下沉到腳底，交替流動，而不會一直淤積在頭部，變成頭重腳輕、頭腦昏沉。

接續下頁▼

QR CODE
更詳細動作
請掃描影片

2 如果想加強頸部旋轉的動作,可以在頭往左轉時,用右手從背後扣住左手臂或左手
肘,將左手置於左膝蓋前方固定,挺胸,肩胛骨微微內收,同時兩側肩膀亦擺正固
定,低頭吐氣、稍作停留,即可伸展右側頸椎至右肩。慢慢回正,頭往右轉時,則
用左手從背後扣住右手臂或右手肘,將右手置於右膝蓋前方固定,即可伸展左側頸
椎至左肩。

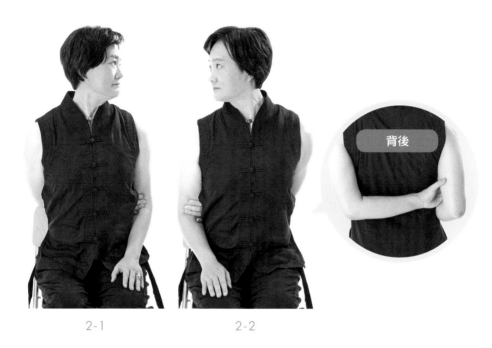

背後

2-1   2-2

3 如果想增加變化,可以在進行上述 2 的動作時,加入肩膀往前旋轉、往後旋轉、上提、
以及下壓的動作,頸部的伸展將可再加深,同時關節的活動度也會增加。進行單側肩
膀之後,你可以比較一下兩邊肩膀的感覺,剛做了這些動作的那一側應該會比另一側
放鬆許多。

◢ 建議練習   可各別進行 8 ～ 12 次

第
5
招

局部的修復與鍛鍊——七招

｜胸背與肩膀｜開胸夾背、大鵬展翅

對治病症：胸悶、心悸、心律不整、水牛肩（肩關節變肥厚）、含胸駝背、肌肉拉傷或扭傷、肩關節受傷或退化、肌肉流失或肌少症、旋轉肌撕裂傷、五十肩、膏肓痛、筋膜炎、肩夾擠症候群

以中醫的角度來說，只要有開胸夾背的動作，運動到肩胛骨，就會刺激到膏肓穴。我們含胸駝背的姿勢久了，往往會覺得沒有精神，這是因為膏肓穴在這種姿勢下會處於打開的狀態，十分耗氣。若以肌力訓練的角度來說，只要有做肩胛骨內收、下壓的動作，就會運動到肩胛骨旁的菱形肌等上背的肌肉群；當你含胸駝背時，後背的肌肉是被拉長的，經過鍛鍊才會讓這些肌肉縮短，拉回原來的長度。而當這一區的肌肉有力量、有彈性時，身體就會自然而然地挺胸，胸腔也會擴展，然後氣才上得去，不會卡在下焦、中焦、或是哪個臟腑裡，也不會因為胸肌緊繃而受到壓迫。

擴胸對胸悶、呼吸道與心臟不適的症狀都有幫助。許多上班族習慣了含胸駝背的姿勢，導致胸大肌被過度壓迫，所以才會胸悶，久了也會有水牛肩（肩關節變肥厚）、富貴包（頸椎第七節隆凸起）等問題。所以不管要解決哪個上焦的問題，開胸動作是最基本的，因為開胸夾背的動作對肌肉與氣血（心經、肺經）都有幫助；而以肌力訓練的角度來說，開胸夾背是胸背肌肉對等性的等長收縮，胸部與背部都會訓練到：當你把手臂往後延展時，會訓練到胸肌，胸部得到伸展；當你把手臂往前、稍微拱背時，會訓練到背肌，背部會被打開。

• 第一式 **開胸夾背**

如果要為開胸夾背這個動作加入心靈層次的解釋，不妨自問：你在什麼時候會將雙手打開？當然是遇到讓你開心的人事物呀！當你把雙手打開時，就已經是在療癒了！

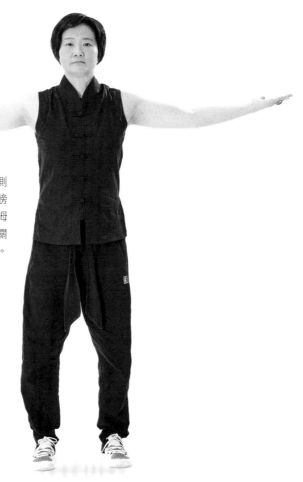

1 吸氣，雙手往身體兩側水平伸展開來，與肩膀同高，掌心朝上，大拇指打開朝後，帶動肩關節外旋，其餘四指併攏。

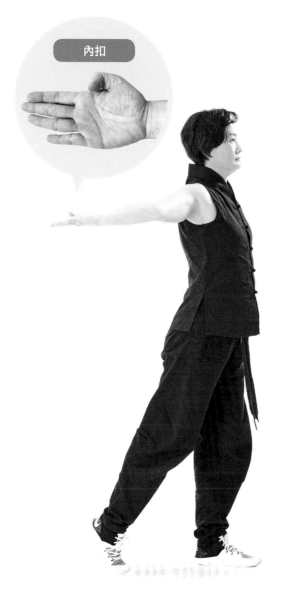

內扣

2　大拇指內扣（內扣這個動作
會拉動肺經），下巴微收，
吐氣，雙手手臂往後擺，宛
如展翅，開胸同時夾背，感
覺胸大肌慢慢地往身體兩側
延伸，而肩胛骨則逐漸向中
間收縮、夾緊。

3　如果想加入變化動作，可以
加快節奏，手臂往後規律擺
動，配合呼吸，吸吸吸、吐
吐吐，有節奏地去拉開、伸
展胸大肌。

建議練習　　　　以 6 ～ 12 次為一組，可進行三組

● 第二式 **大鵬展翅**

肩膀的訓練要點是，只要有肩關節、手臂上舉的動作，就會訓練到肩膀的三角肌，握水瓶、啞鈴、槓鈴、彈力繩等負重可以增加強度、刺激肌肉、訓練肌力，是抗阻力的訓練。但如果只是想多活動肩關節，可以徒手做平舉（雙手握拳、手肘略彎，從身體前方往上舉起）、側平舉（雙手握拳、手肘打直，從身體兩側往上舉起）、或是武術的飛鳥式，也可訓練肌耐力，就很足夠了。基本上，在這些動作中，肩關節與手臂舉得愈高，受力就愈大；手臂打開的角度愈大，可以承受的負重就愈大。

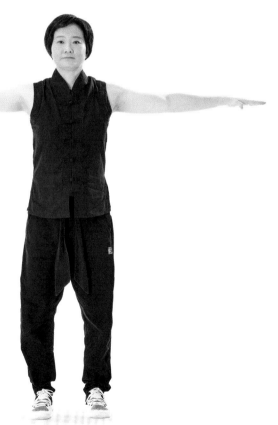

1　雙手平舉於身體兩側（1-1），宛如翅膀般上下自然輕鬆地擺動；沉肩、鬆肘、舒指，吸氣、手往上提（1-2），吐氣，手向下擺（1-3）。雙手不斷拉高、拉低，上下擺動，感覺愈來愈輕盈。

1-1

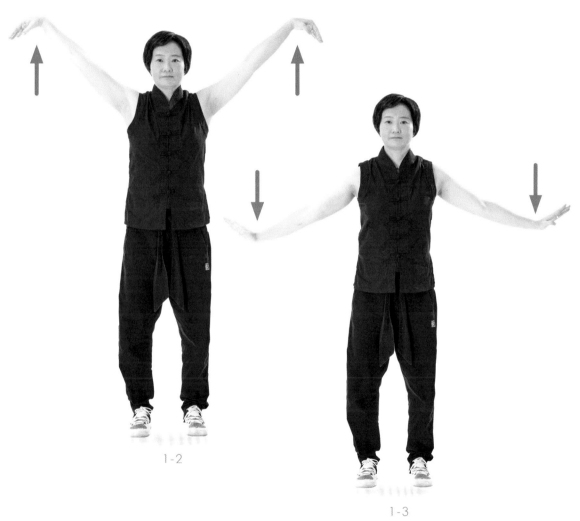

1-2

1-3

接續下頁▼

2

↓ 可再加入飛鳥旋轉的變化，亦即一邊保持上述姿勢，加上側腹的旋轉，身體往左後方、右後方旋轉。這種動作有助於淋巴排毒、刺激腸胃蠕動，也有助於消除手臂贅肉、訓練三角肌。

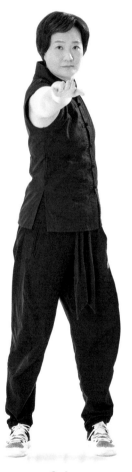

2-1

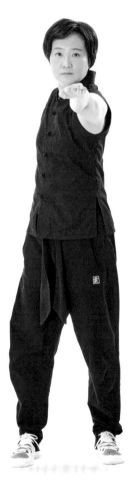

2-2

3 還可變化成「右左排山倒海式」。雙手從身體前方收回，然後吸氣，想像身體兩側有牆壁朝你壓來、愈靠愈近，你的雙手用力繃緊、開胸夾背、慢慢蓄勁，再以寸進（瞬間發力）的方式從身體兩側將想像的牆壁用力推開，推出時吐氣。這個動作可以調理肺經，因為我們的雙手只要展開，就會拉動肺經，做幾次之後你就會發現心跳加快了。而當你改變動作的速度、頻率、節奏時，肌肉的收縮與伸展的效果都會不一樣。

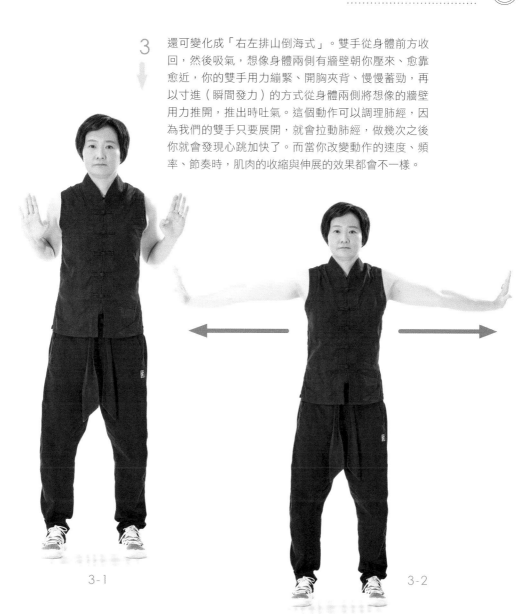

3-1

3-2

◤ 建議練習	以 6 ～ 12 次為一組，可進行三組

局部的修復與鍛鍊——七招

｜手臂｜二頭與三頭齊進 訓練與伸展並重

對治病症：肌肉拉傷或扭傷、關節受傷或退化、網球肘、媽媽手、肩夾擠症候群、腕隧道症候群（滑鼠手）

手臂又分上臂與下臂（又稱小手臂或前臂），每個人的肌肉量不一樣，所以負重也不一樣，可以嘗試找出自己最理想的負重量：如果你握著負重物彎舉了八至十二下仍無感，表示這個重量對你來說太輕了，你的肌力已經超過負重；如果你做到第八下時感覺吃力，那麼這就是適合你的重量。一開始花點時間試驗，之後你就知道自己的肌力可以承受多重，然後一步步超越自己的訓練重量。

上臂主要有二頭肌與三頭肌。手肘彎曲，運動到的是二頭肌；手肘伸直，則是動到三頭肌。所謂二頭肌就是有兩條肌肉，三頭肌則有三條肌肉，兩個部位的訓練重量可能會不一樣，但如果比例上要練得勻稱，就要練對重量。因此二頭肌與三頭肌一起訓練時，訓練次數可以搭配著進行。至於下臂，訓練下臂（小手臂）的肌肉群有助於舒緩腕隧道症候群，但若是過度訓練，使得下臂肌肉過度發達，也有可能使得肌肉與關節都變緊，反而造成擠壓、導致發炎，壓迫到手腕處的正中神經。由此可知，適度的訓練與放鬆伸展（譬如反向伸展）很重要，如果一直單純做訓練，肌肉會變得很僵硬，持續力也會減半。肌肉要有力又有彈性，才會有耐力，而伸展是為了讓你訓練過的關節囊縫隙恢復，不會因訓練而變得狹窄。

• 第一式 **上臂的訓練（二頭肌）**

1
⬇ 雙手往前平舉，掌心朝上握拳（1-1），然後彎舉手肘，以自身力量
去擠壓二頭肌（1-2）。彎舉的角度可從正面轉為側面，往側面拉開
（1-3），重複相同動作。這是徒手的二頭肌訓練，因為沒有負重而
是用自身的力量，所以速度要放慢，做到肌肉有酸、脹的感覺。

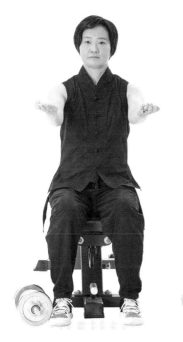

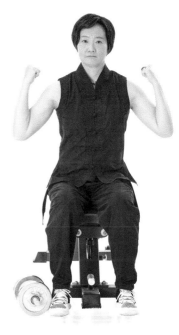

1-1   1-2   1-3

接續下頁▼

069

QR CODE
更詳細動作
請掃描影片

2 徒手訓練一段時間後，可以開始
負重來加強二頭肌的訓練。重量
可以用隨手可得的水壺、包包，
或者運動器材如槓鈴、啞鈴等。
坐著時讓身體保持穩定不搖晃，
手持重量先平放在腿上，然後吐
氣用力往上彎舉，吸氣時往下放。
注意手肘要貼近身側。你可以選
擇上下彎舉的範圍是九十度以內、
九十度、或是一百八十度，也可
以調整速度的快慢，注意不要用
身體代償手臂的力量去進行。

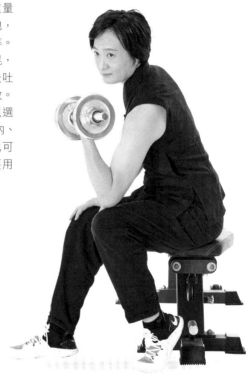

建議練習	左右手輪流進行 6 ～ 12 次 以 6 ～ 12 次為一組，可進行三組

• 第二式 **上臂的訓練（三頭肌）**

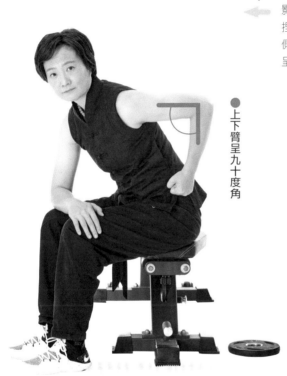

1 上半身往前傾（前傾的角度會影響到肌肉的收縮，可自行拿捏），徒手握拳，置於身體兩側，上下臂呈九十度角，肩膀呈水平，吸氣預備。

●上下臂呈九十度角

接續下頁▼

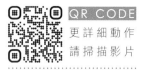

QR CODE
更詳細動作
請掃描影片

2
↓
吐氣，脊椎延伸，手臂打直並往後、往上拉高，角度要超過身體。注意要一直用力握緊拳頭，才能讓肌肉進行等長收縮；手臂往後伸直時用力，可以數一、二、三或是停留幾個深呼吸，感覺好像要抽筋時，再往前慢慢收回。

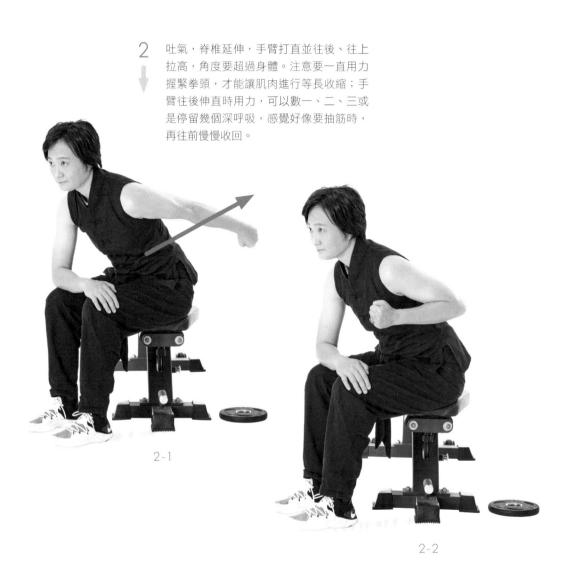

2-1

2-2

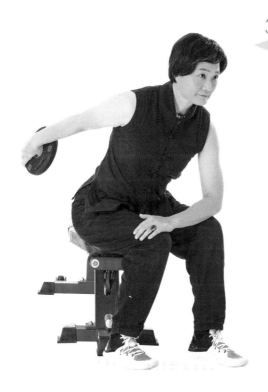

3 徒手訓練一段時間後，可以開始負重來加強三頭肌的訓練。重量可以用手指方便握住的水壺、書等，或者運動器材如槓片、槓鈴、啞鈴等。坐著時，手握重量置於身體兩側，身體前傾，以與地心引力形成對抗的受力來訓練三頭肌；接著，與徒手握拳的訓練一樣，身體保持不動，手臂在吸氣時向前、吐氣時向後。往前往後的速度可以自行調整。

建議練習	左右手輪流進行 6 ～ 12 次 以 6 ～ 12 次為一組，可進行三組

• 第三式　**上臂的訓練（二頭肌＋三頭肌）**

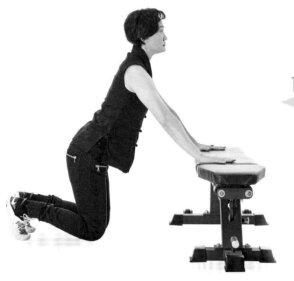

1-1

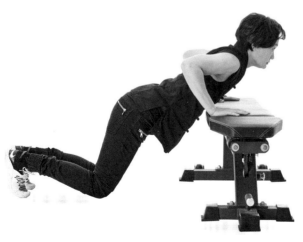

1-2

1　伏地挺身動作，雙手與肩同寬（雙手的寬度若是大於肩寬，著重於胸大肌的訓練；若是與肩同寬，則著重於手臂的訓練），往下伏地時可訓練到胸肌與二頭肌，往上挺身時則可訓練三頭肌。

剛開始可以利用高度適當、平穩牢固的桌椅或運動器材等來進行，雙手十指打開撐於其上，雙膝跪地，適當調整身體與器材的距離，然後吸氣下、吐氣上；往下時，手肘呈九十度，下巴微收。

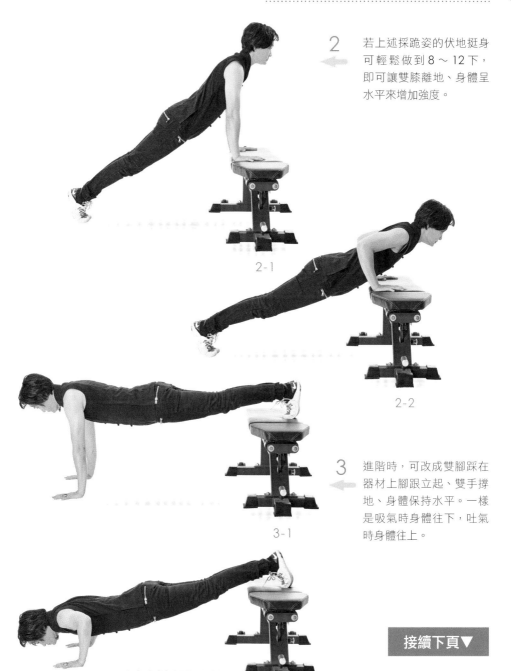

2　若上述採跪姿的伏地挺身可輕鬆做到 8 ～ 12 下，即可讓雙膝離地、身體呈水平來增加強度。

2-1

2-2

3　進階時，可改成雙腳踩在器材上腳跟立起、雙手撐地、身體保持水平。一樣是吸氣時身體往下，吐氣時身體往上。

3-1

3-2

接續下頁▼

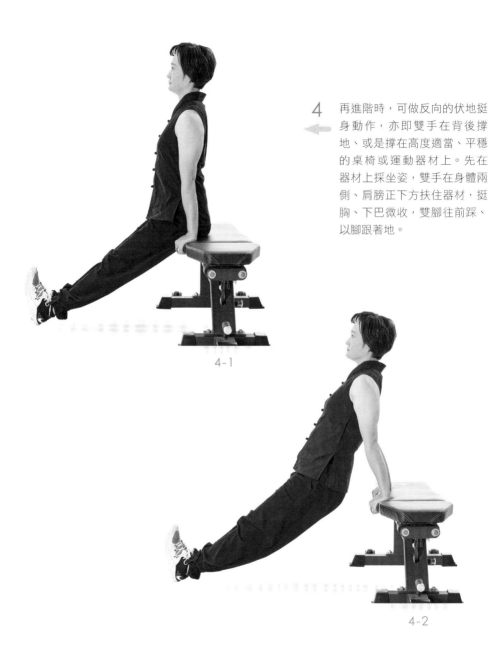

4 再進階時，可做反向的伏地挺身動作，亦即雙手在背後撐地、或是撐在高度適當、平穩的桌椅或運動器材上。先在器材上採坐姿，雙手在身體兩側、肩膀正下方扶住器材，挺胸、下巴微收，雙腳往前踩、以腳跟著地。

4-1

4-2

5 在地板上坐下來時讓身體呈九十度角的距離。吐氣時，手肘內收推直、肩胛骨內收下壓，臀部上推讓身體撐起呈一直線；吸氣時，手肘彎曲、臀部向後朝地板方向坐下。吐氣上、吸氣下。

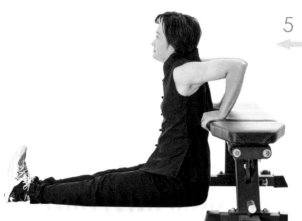

5-1

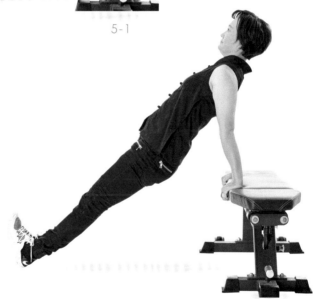

5-2

建議練習	每種方式可進行 6 ～ 12 次 以 6 ～ 12 次為一組，可進行三組

• 第四式 **手臂（小手臂＋前臂）的訓練**

腕關節保持不動，手掌可握拳或負重，進行上下屈伸的動作：拳頭朝上屈伸，訓練到的是下臂內側的肌肉；拳頭朝下屈伸，則是訓練到下臂外側的肌肉。（1-1）

同時也可以手掌朝前，另一隻手壓在手指頭，做手臂前側的伸展。（1-2）

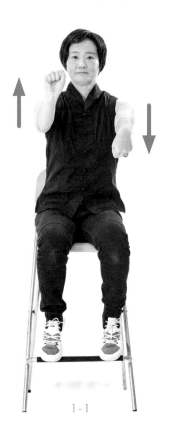

1-1

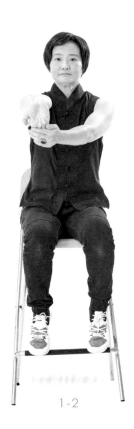

1-2

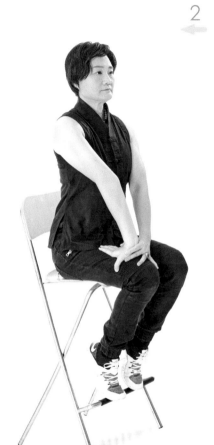

2 將手掌反過來，盡量平壓於大腿上，進行反向伸展；此時，手臂內側朝外，手臂外側則是朝內。是否可以將整隻反過來的手掌掌根平壓在大腿上，端視個人的柔軟度而定，但若是壓在大腿上很困難，也可以壓在桌子、椅子、地板、或是瑜伽墊上；甚至用另一隻手來提供協助與保護作用，握住要伸展的那隻手手腕或手指末端朝身體方向平壓。若是在地板或瑜伽墊上進行反向伸展，也可以用身體來帶動、略為旋轉，加上脊椎放鬆（譬如貓牛式）的動作來順利進行反向伸展。

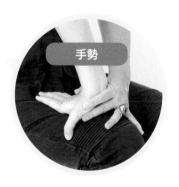

手勢

建議練習 　　　每種方式可左右手輪流進行 6 ～ 12 次

局部的修復與鍛鍊──七招

|手指|武術十巧手

對治病症：手指屈肌腱鞘炎（彈弓手、扳機指）、狹窄性肌腱滑膜炎（媽媽手）、關節炎

要運動手指小肌肉、關節、以及手臂的六條經絡（**大拇指走肺經、食指走大腸經、中指走心包經、無名指走三焦經、小指走心經與小腸經**），利用武術中的「十巧手」是相當簡易而有效的方式。

1 手掌朝下，虎口外側相互平擊（敲打肺經，預防失智）。

2 手掌朝下，虎口交叉互擊（敲打**大腸經／合谷穴**，舒緩顏面神經、牙痛、頭痛、眼睛痛）。

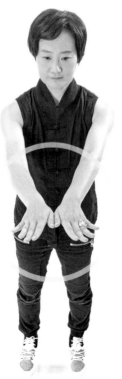
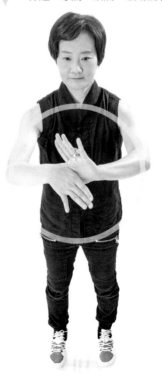

3 手掌朝上，以小指外側互擊（敲打小腸經、心經／後溪穴）。

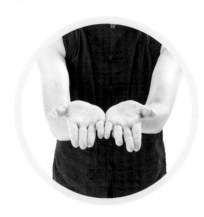

4 手腕相對互擊（敲打心經及心包經／大陵穴、內關穴）。

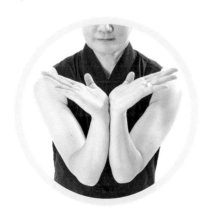

5 雙手互對，十指交叉互擊（敲打八邪穴）。

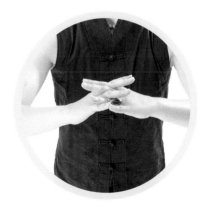

接續下頁▼

6 左拳擊右手掌心、右拳擊
左手掌心（敲打心經及心
包絡經／內外勞宮穴）。

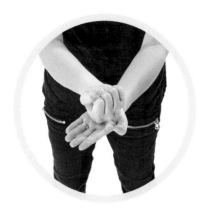

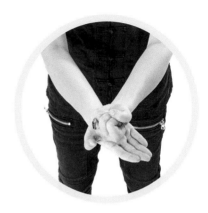

7 手背互對互擊（敲打腰痛點
／落枕穴／中渚穴）。

8 手掌朝上，左手手背拍打
右手手掌、右手手背拍打
左手手掌（敲打內外勞宮
穴）。

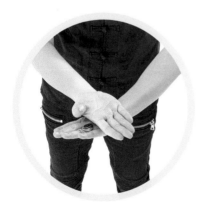

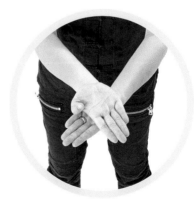

9 雙手十指互扣，帶動手臂往外撐拉，亦可伸展到背部；
此時雙手拇指在下、小指在上，亦可反過來一百八十度，
變成拇指在上、小指在下，往外撐拉（伸展手臂內外側
共六條的**少陽經**與**少陰經**）。

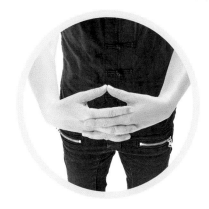
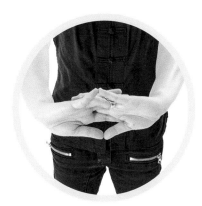

10 手指末梢運動，可運動到手指關節，譬如比數字拳、虎
爪扣指（要扣到手背的三條筋浮現，才有用到力）、左
右手做不同動作（譬如一手五指全張、另一手攢拳）

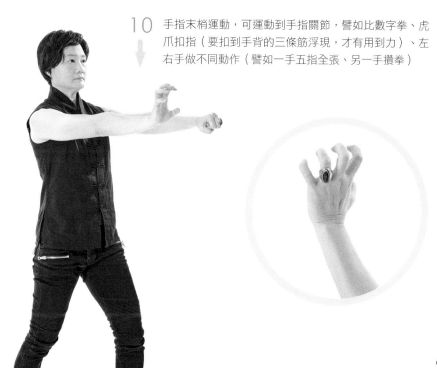

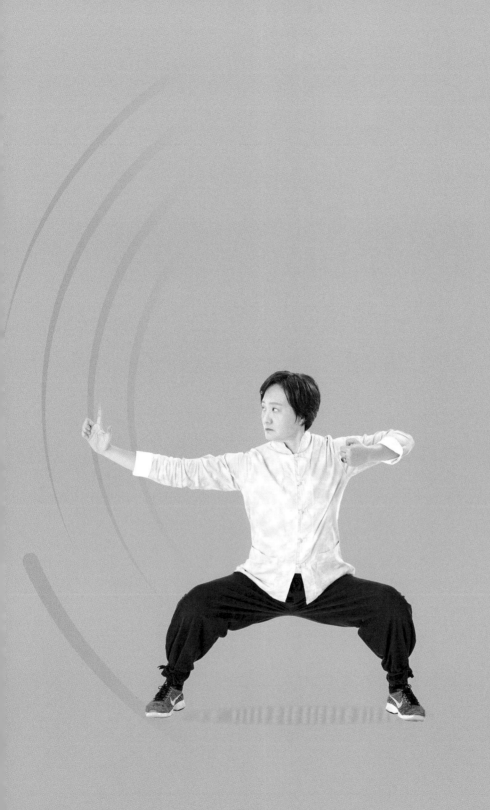

修復

2

氣血長修復 + 微汗勤鍛鍊

經絡穴位按摩｜傳統武術養氣

自新冠肺炎開始延燒以來，全球染疫人數已達六億多，死亡人數也已超過六百五十萬；就台灣來說，官方統計的累計確診人數已達六百萬，死亡人數超過一萬，但若是將染疫黑數加進去，確診人數極可能已超過一千萬。而以台灣二千三百多萬的人口來說，幾乎可說每兩人就有一人確診；套句流行的說法，我們每個人「不是在染疫中，就是在即將染疫的路上」。

在這人人自危的時候，我們在日常生活中該如何加強保健以避免染疫？若不慎染疫，又該如何強化免疫力、修復身體器官，以避免種種「長新冠」的後遺症？染疫固然不適，但真正會對生活造成困擾、對長期健康造成影響的，正是所謂的長新冠後遺症，包括對心肺的影響，譬如呼吸困難、持續咳嗽、喘、胸悶、胸痛、心悸等；對於腦部的影響，譬如腦霧，造成記憶力衰退、注意力不集中、頭暈頭痛、焦慮失眠等；以及對於全身性的影響，像是全身倦怠、關節疼痛等。有部分長新冠的臨床症狀甚至跟自律神經失調、過敏等病症極為相似。

根據世界衛生組織調查，約有百分之十到二十的染疫患者，在恢復過程中會受到長新冠症狀的長期影響。其中值得關注的一點是，根據國外研究報告指出，兒童罹患長新冠的機率甚至高達 25.24% ——也就是幾乎每四個兒童就有一個可能發生長新冠，而最常見的臨床症狀則為情緒問題、疲倦，以及睡眠障礙，似乎又與自律神經失調有關。迄今為止，十一歲之前的幼兒與兒童完整接種兩劑疫苗的比例大約只有 50%；由此

可見，家長們對於讓自己的孩子接種疫苗還是有著諸多考量。因此，在後新冠時代，如何加強我們自身與下一代的免疫力與修復力，這個課題將成為我們往後必須持之以恆的日常。

保健與修復的基礎功 ——活絡全身氣血與十二經絡

　　如前一單元所述，身體的氣血充足、體溫上升，不但有利修復的進行，還能提升免疫力的運作。因此，前述的徒手氣血修復運動中，啟動全身十二經絡的四式——包括骨盆回正、十二經絡拍打、十二經絡扭轉、柔膝轉胯——都有助於提升全身的氣血能量並打通經絡穴位，可作為預防染疫的保健功與染疫之後的修復功之用。

　　加強免疫力與病症的修復皆無法一蹴可及，也無法靠吃藥打針，只能靠日積月累、一點一滴的努力，而這套徒手修復的武術運動剛柔並濟，可視個人體能狀況來調整次數與強度，可以挑自己喜歡的動作來加以組合，可快可慢、可輕可重，可和緩可激烈，可以強爆汗、也可以微出汗，不但老少咸宜，也很適合作為染疫後循序漸進的修復活動。後面幾個動作中，也有針對最容易受新冠病毒影響的心肺等部位來加強保健與鍛鍊。

理肺經四招——排痰清肺養肺氣

1｜拍 打 肺 經｜
2｜握 固 法｜
3｜按 摩 天 突 穴｜
4｜拍　　　背｜

人體十二經脈的起點或終點都在身體末梢，其中有六條走到我們雙手的十根指頭上，對應我們的臟腑器官，包括大拇指所對應的手太陰肺經。

手太陰肺經始於胃的幽門附近，先往下連結大腸，接著一百八十度往上來到胃的賁門，然後穿越橫膈膜進入胸腔、來到肺部，再循氣管往上至咽喉；接著沿肩膀內側、手臂往下一路前進，沿著手背與大姆指手掌隆起交接處，來到大拇指內側指尖處。若以穴位來說，則是從肩關節內側的雲門、中府穴，往下來到上臂的天府、俠白穴，手肘處的尺澤、孔最穴，然後下臂與手腕的列缺、經渠、太淵穴，一路來到大拇指球隆起處的魚際穴、以及大拇指指甲內側的少商穴。（可參考肺經穴位圖）

我們可以用幾種方式來梳理肺經，包括拍打肺經、握固法、按摩天突穴、以及拍背的方式。

雀啄法——舒緩胸痛與心悸

上焦還有一個十分重要的穴位，就是位於兩乳正中的膻中穴。按摩此穴能緩解胸痛、心悸等病症，還能增強免疫力、提高心肺功能。所謂雀啄法，就是以五指聚攏呈雀嘴狀，以「雀啄」的方式在胸骨中間（膻中穴）與胸大肌上緣處（雲門、中府穴）之間來回按摩。

砸拳法——加強心肺的刺激

砸拳法是藉著拳頭敲擊手心的力道，來震動手上的六條經絡，包括手心的三條陰經：肺經（大拇指）、心包經（中指）、心經（小指），以及手背的三條陽經：大腸經（食指）、三焦經（無名指）、小腸經（小指）。由於心肺的調理密切相關，砸拳法也會利用到小指與走心經的內外勞宮穴，來加強心肺的刺激。

理肺經四招

第1招

| 拍打肺經 | **排痰清肺養肺氣**

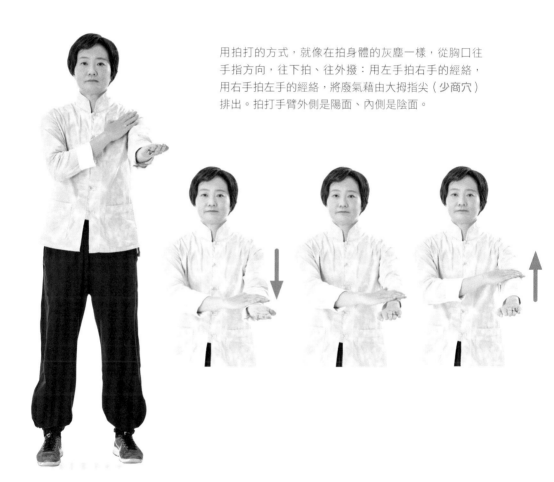

用拍打的方式，就像在拍身體的灰塵一樣，從胸口往手指方向，往下拍、往外撥：用左手拍右手的經絡，用右手拍左手的經絡，將廢氣藉由大拇指尖（少商穴）排出。拍打手臂外側是陽面、內側是陰面。

▎ **建議練習** ｜ 左右手各拍 **36** 下，拍到皮膚略微泛紅。

理肺經四招

| 握固法 | 排痰清肺養肺氣

1 大拇指往內扣，其餘四指包住它呈握拳狀，提
肺氣、拉肺經。

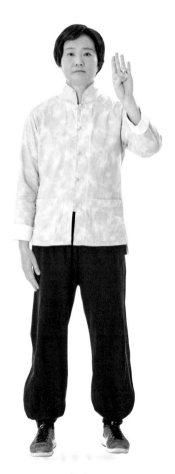

1-1

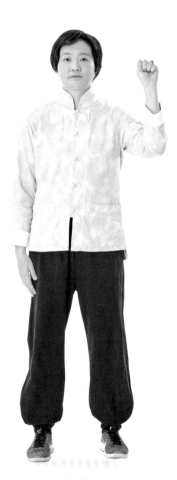

1-2

2 　左手揹在後背，讓左前半身穴位較為突出；肩膀略往後旋、挺胸夾背、脊椎擺正，有點像稍息的動作。

3 　用握拳的右手大拇指關節敲打左胸外側靠近肩膀處（雲門、中府穴）。同時，可以用左手拍打後背的腰椎位置（命門穴）。

⬇

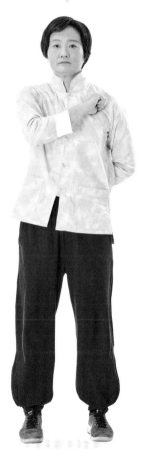

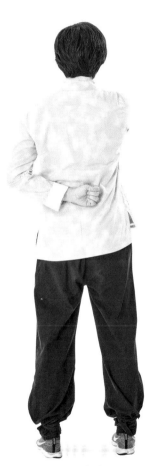

3-1 　　　　　　　　　　　　　　　　　3-2

建議練習	左右手輪流握拳敲打，**12** 次後換邊 來回做三組，共敲 **36** 下

第
3
招

理肺經四招

| 按摩天突穴 | 排痰清肺養肺氣

天突穴位於頸前正中線上、左右鎖骨之間正中的喉嚨下方凹陷處,能有效緩解呼吸道、支氣管方面的不適,包括喉嚨痛、喉嚨發炎、喉嚨乾燥、多痰、咳、喘等。

這個穴位無法敲打、也不好扎針,只能用點壓的方式;手法是用手指(注意要用指肉而非指甲)往下壓或者畫圓,以手指宛如鉤子般勾住,注意力道、輕輕按摩,也可以用小一點的滾珠瓶。日常保養可以按個 12 次,有不適的症狀可增加次數。

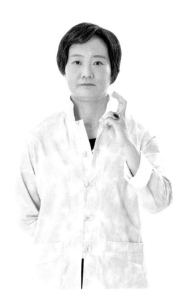
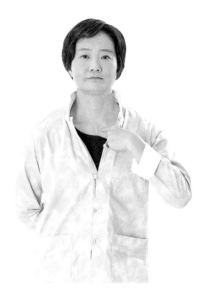

建議練習 | 日常保養可以按 12 次

第4招

理肺經四招

│拍背│排痰清肺養肺氣

拍背是排出肺部痰液的好方法。拍背時可以平躺在有一點硬度的地板上，但不要太硬；頭頂住地板，雙手握拳、手肘往後頂，形成三個支撐點，然後雙腳曲蹲靠近臀部，拱起背部來拍打地板。吸氣時把胸部提高、身體推起，吐氣時往下放，即可藉由撞擊地板的力道來拍背。可以自行控制拍背的速度與高度（背拱得愈高，拍打地板的力道愈大，故建議從低到高來練習）。

拍背時，從下背往上背方向拍，即可震動到後背督脈的相關穴位並刺激肺部纖毛，幫助我們快速咳出痰液等廢棄物。

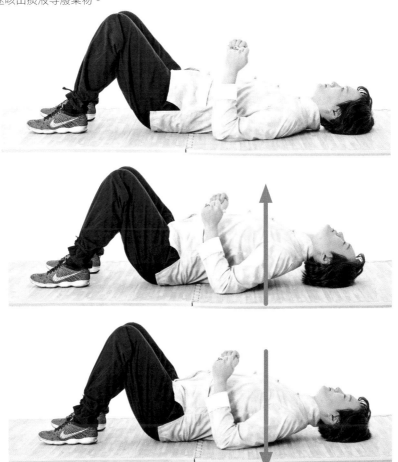

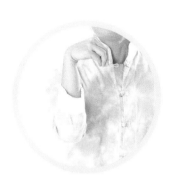

雀啄法

舒緩胸痛與心悸

1
右手五指聚攏呈雀嘴狀,以雀啄的方式從左邊的胸大肌上緣(**雲門**、**中府穴**)往下按摩至胸骨中間(**膻中穴**)。

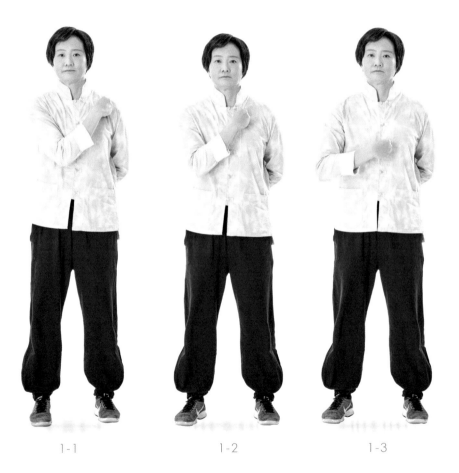

1-1   1-2   1-3

2　換左手以雀啄方式從胸骨中間開始，往上按摩至右邊的胸大肌上緣；然後，左手再度往下按摩回到胸骨中間。

3　接著，換右手以雀啄方式從胸骨中間開始，往上按摩至左邊的胸大肌上緣；然後，右手再度往下按摩回到胸骨中間，換左手。

4　雙手以V字型，往復在胸骨中間與左右胸大肌外緣之間來回按摩；輪流按摩12次。結束後，雙手手指從胸口往外輕拂，彷彿把汙濁的肺氣撥散開。

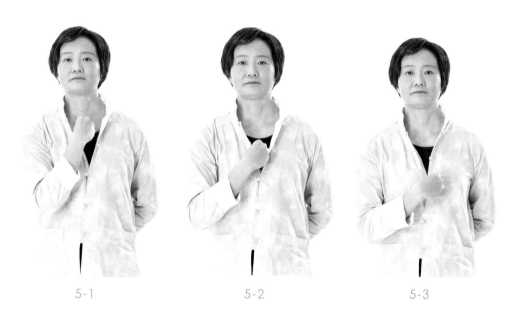

5-1　　　　　　　　　5-2　　　　　　　　　5-3

5　加強的做法，還可以用雀啄法從左右鎖骨中央（天突穴）按摩至胸骨中間（膻中穴），來回按摩12次，兩手輪流進行。

加強心肺的刺激

1 吸氣，一手握拳（以上述「握固法」的方式握拳，即以四指包住大拇指），往上拉到
頭頂上方呈格鬥姿，整隻手翻轉過來，讓內側朝外、外側朝內，亦即手背朝內、拳心
朝外。此時，握拳的手同側的腳也提膝往上抬，呈獨立步的平衡站姿。

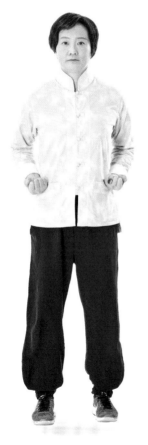

1-1

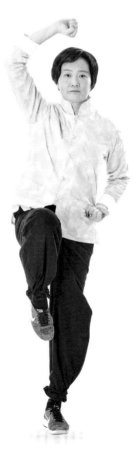

1-2

發拳時,膝蓋微彎、下沉吐氣,拳頭力道集中,往下擊打在另一手的手心上。此時,往下的拳頭是以小拇指(走**小腸經**與**心經**)與另一手的手心相擊(**內勞宮穴**)。而抬起的那隻腳在往下砸拳時,同時頓腳。一手擊打 6 次或 12 次後換邊。

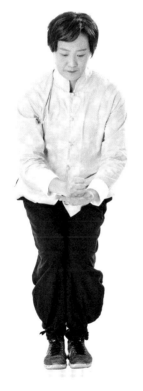

1-3

＊ 整隻手翻過來時,內側會拉到**手三陰經**,握拳往下擊打另一手時,則會震動到**手三陽經**,如此即可同時啟動手臂的六條經絡。頓腳則會刺激到腳底的所有穴位。

2 另一種變化則是在往下擊打時把拳頭翻過來,以拳背擊打另一手的手心。此時,往下的拳頭是以拳背(**外勞宮穴**)與另一手手心(**內勞宮穴**)相交。

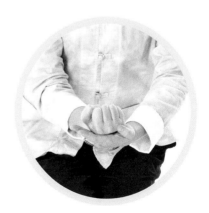

一攤三伏手——擴胸夾背拉肺經

「一攤三扶手」雖然出自赫赫有名的詠春拳,但上半身出拳的招式其實十分簡單,手往內收時吸氣,往外送時吐氣,即可同時達到擴胸、夾背、拉肺經等強化上焦的多重功效。以肌肉筋骨來說,可以拉開上背筋膜保持肩頸靈活,活動腕關節、肘關節、肩關節,強化上臂肌力;以經絡穴位來說,可拉到手臂內側的少陰經、外側的少陽經,轉手時,則是內外六條經絡全都會拉到。而雙手呈鳥嘴狀聚攏時,亦是一種聚集能量的方式,內鬆外緊,可改善腕隧道症候群。所以這個動作不僅會拉開經絡,韌帶、肌肉也會伸展開來

至於下半身,雙腿往下沉的深度也不必像深蹲一樣蹲得那麼深,只需要微微屈蹲,比大馬步簡單,幾乎每個人都可以做到;如果想加強,亦可視個人體能狀況,選擇半蹲、馬步、深蹲等不同的難度。

一攤三伏手

擴胸夾背拉肺經

1 吸氣，收掌到腰際，挺胸夾背，
同時踮腳以刺激腳底（湧泉穴）。

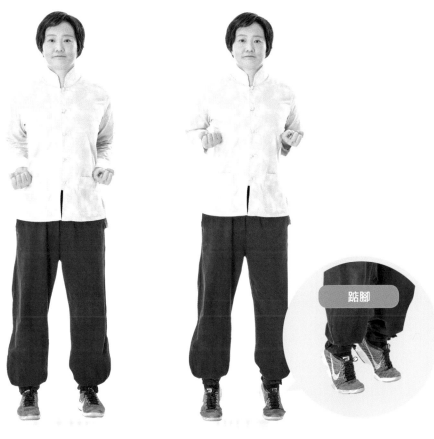

踮腳

1-1   1-2

接續下頁▼

2 吐氣，雙手往外送出、雙掌朝上
攤開，將踮起的雙腳放下。

3 吸氣，雙手圈手（往內畫圓轉圈），
成合十狀相對、護手回到胸骨中間
（膻中穴）。

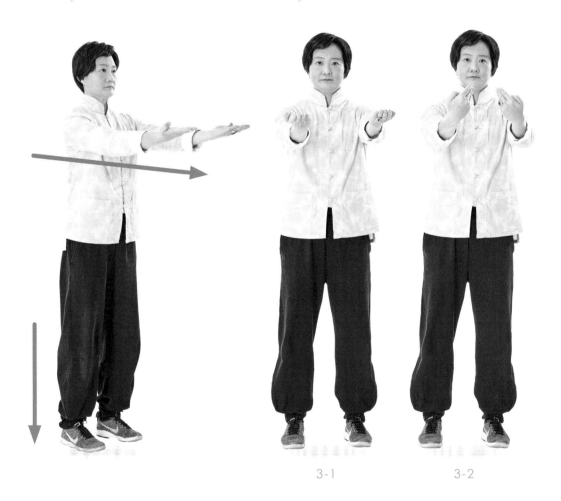

3-1　　　　　　3-2

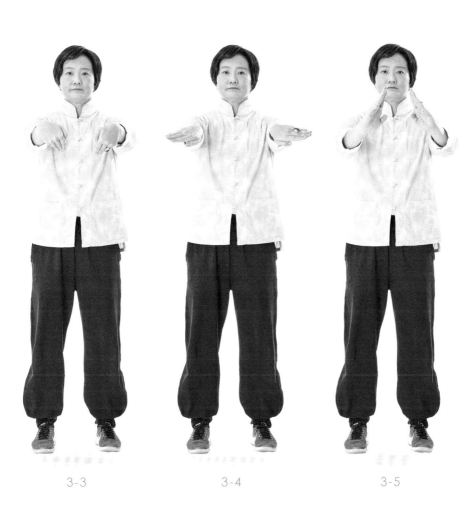

3-3

3-4

3-5

接續下頁▼

4 吐氣,同時雙腳開始慢慢往下蹲,雙手呈鳥嘴
狀相對並往內勾、手背朝外(伏手),從胸前
往外送出。此時五指輕鬆聚攏不出力,但往外
送出的手臂外側出力拉緊。

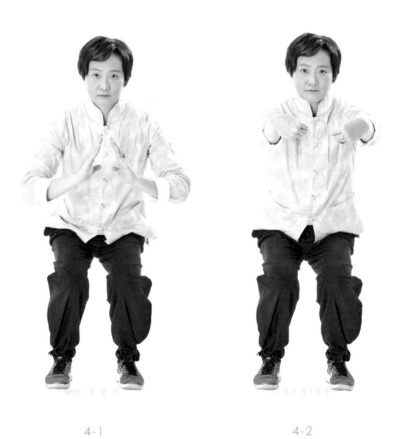

4-1   4-2

修
復

5 吸氣，站起，雙手一轉、往上攤開，手
背朝下、手心朝上，收掌回到胸部兩側。

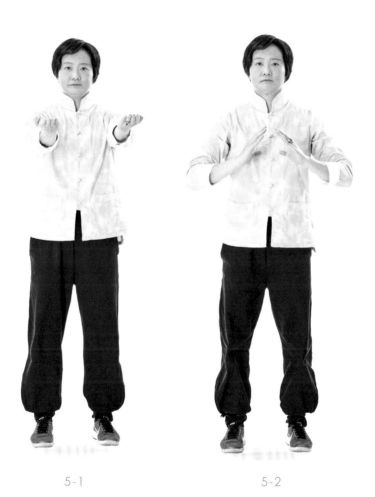

5-1   5-2

左右逢源、拳拳到位、搖頭擺尾
──修復脾肺氣血

　　新冠肺炎雖多為輕症，但感染力強，而且可能出現肺纖維化的後遺症，類似中醫所稱的「肺痿」症狀；是故，染疫後的恢復期首重「氣血循環」，最適合做些可加強全身氣血循環、疏通全身經脈穴位的和緩運動。由於重症或死亡主要發生在年長、有慢性疾病、甚至未打疫苗的幼童身上，所以，以下介紹老少咸宜、以八段錦為基礎的幾個動作，有助於恢復脾肺之氣。

　　下盤以站椿、大馬步、深蹲、弓箭步等站姿來配合上半身的動作，更有助於加強全身的氣血循環與新陳代謝，但若是尚處於體虛或氣虛的恢復期，也可以先以坐姿來進行上半身的訓練，日後再循序漸進地加強。

左右逢源──調理心肺功能

「左右逢源」的動作是根據八段錦的「左右開弓似射鵰」招式而設計，對於調理心肺功能效果極佳。肺主氣，為練氣之本，開弓射箭的動作可以伸展胸大肌，拉到手部的心包經，而擴胸的動作又可以讓呼吸順暢、增加肺活量，改善氣喘、呼吸不順、中氣不足，達到調理廢氣、舒緩胸悶心鬱的功效，還可以舒緩肩背僵硬、改善駝背等姿勢不良等問題。

拳拳到位──提升全身氣血

「拳拳到位」的動作是八段錦「攢拳怒目增氣力」招式的延伸。出拳與收拳的動作，可以訓練肩胛與後背的肌群，又有擴胸伸展的效果，握拳則會拉動手部的六條經絡。若下盤可搭配弓箭步或深蹲馬步，則可同時促進血液循環與心肺功能，提升全身的代謝循環。但剛開始練習時，體弱氣虛者可以放慢出拳的速度。想像前方有個目標，每次出拳時皆可拳拳到位、氣力充足、迅速敏捷，配合出拳時吐氣、收拳時吸氣的原則。

搖頭擺尾──刺激副交感神經

「搖頭擺尾」的動作沿襲了八段錦中「搖頭擺尾去心火」的招式。搖頭擺尾這種螺旋式的招式訓練，包括了扭轉、延伸、開合等動作，能活化組織、促進新陳代謝與血液循環。

心屬火，心火過旺或心血不足，會有失眠、心悸、焦慮等症狀出現。所以，這個動作就是藉著轉動骨盆、刺激腹腔內的副交感神經系統，平衡過度興奮的大腦；而大幅度地轉動脊椎，有引腎水降心火，心腎相交後，許多疾病就能自癒。剛開始練習時若轉動不自然、不順暢，就用自己舒服的速度慢慢旋轉，還可有效改善下背痛與腰痛，伸展髖關節。原則是上吸下吐，上半身挺起時吸氣、開胸，下彎時則吐氣、收腹。

調理心肺功能

1 吸氣,雙腳打開與肩同寬,雙手握拳於腰際。(體能許可的話,雙腳可打開呈大馬步,亦即兩腳寬度約肩寬的兩倍,腳尖朝外,吐氣下蹲;若體能不許可,則維持兩腳與肩同寬的站樁或小馬步姿勢即可。)

2 吸氣,雙手在胸前交叉,右手握拳,左手比七(即大拇指與食指張開比七,其餘三指收往手心)。運動大拇指可拉到肺經,食指可拉到大腸經。

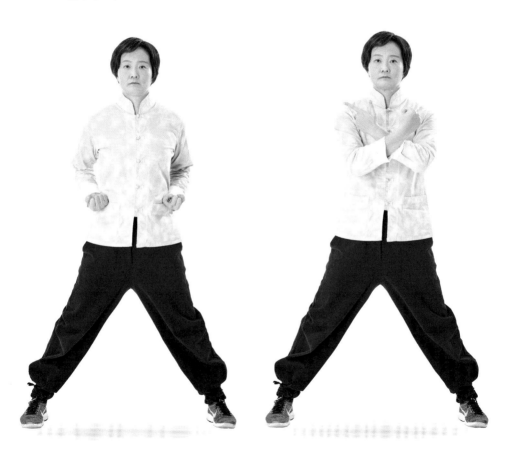

3 吸氣,右手往後拉弓、左手往前伸展,宛如以食指
瞄準目標,目光注視食指,同時伸展胸大肌、肩膀
放鬆下壓、肩胛骨往內收、挺胸夾背。此時,想像
自己正對準遠方的目標穩定地施力拉弓,一邊吸氣、
一邊拉弓,然後吐氣、放開手指讓想像中的箭射出。

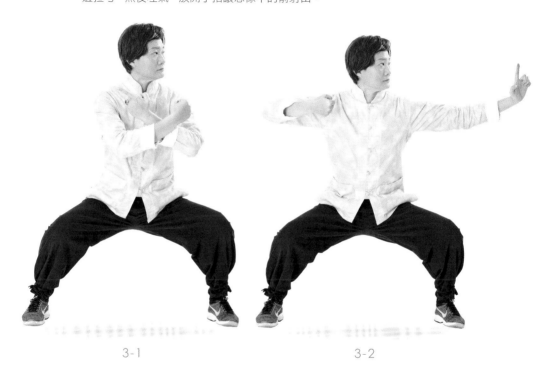

3-1   3-2

4 吐氣,將雙手帶到膝蓋前方放鬆,
接著換邊。

▼建議練習   左右輪流進行 **6** 次或 **12** 次

提升全身氣血

1 吸氣，雙腳打開與肩同寬，雙手握拳於
腰間。（體能許可的話，雙腳可打開呈
大馬步（左右）或弓箭步（前後），亦
即兩腳寬度約肩寬的兩倍，腳尖朝外，
吐氣下蹲；若體能不許可，則維持兩腳
與肩同寬的站樁或小馬步姿勢即可。）

2 吐氣，左手出拳，拳心
朝下、拳背朝上。

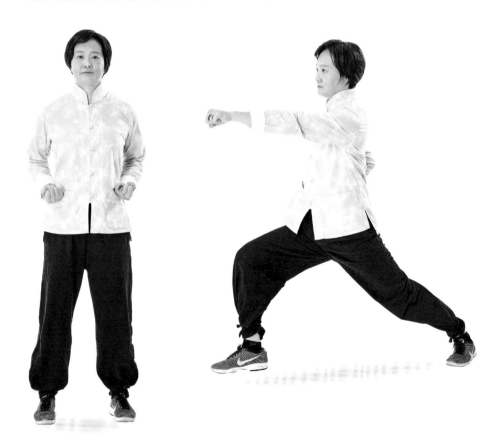

QR CODE
更詳細動作
請掃描影片

修
復

3 吸氣，左手收拳回到腰際，若下
盤採大馬步者，可起身回到站姿。
接著換邊出拳。可調整出拳的速
度與次數來做變化。

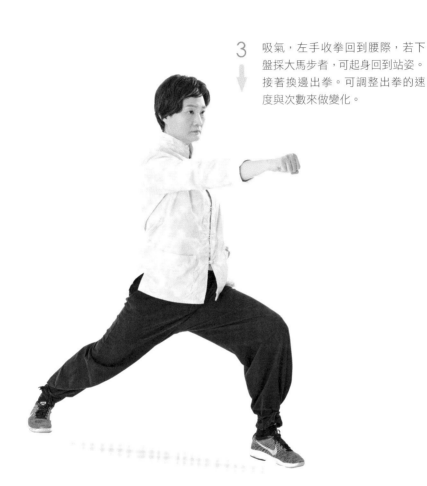

建議練習	左右輪流進行 **6** 次或 **12** 次

搖頭擺尾

刺激副交感神經

1　吸氣，雙腳打開呈大馬步，亦即兩腳寬度約肩寬的兩倍，腳尖朝外。

2　吐氣，下蹲，雙手順著身體往下帶，放在膝蓋上方，吸氣。

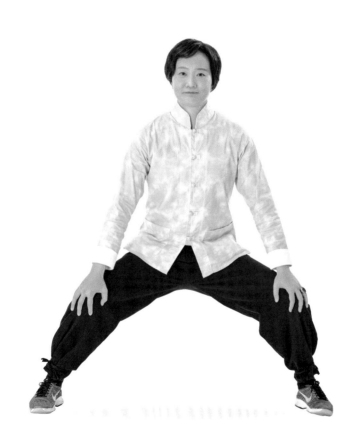

3 吐氣，以腰部帶動上半身，由
右往左旋轉，回到中間時
（3-4），吸氣放鬆。

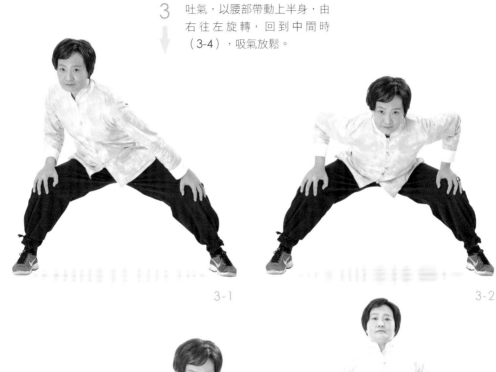

3-1

3-2

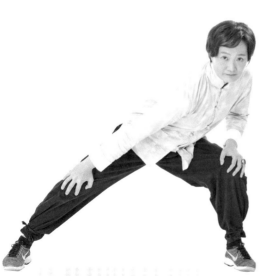

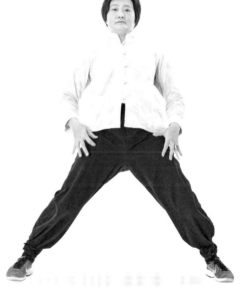

3-3

3-4

接續下頁▼

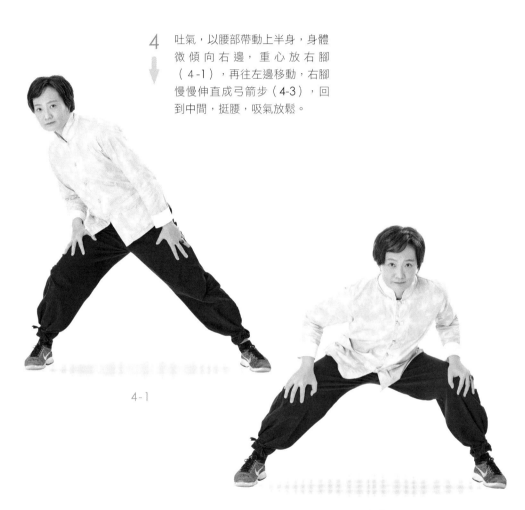

4

吐氣，以腰部帶動上半身，身體微傾向右邊，重心放右腳（4-1），再往左邊移動，右腳慢慢伸直成弓箭步（4-3），回到中間，挺腰，吸氣放鬆。

4-1

4-2

5　回到站姿休息。

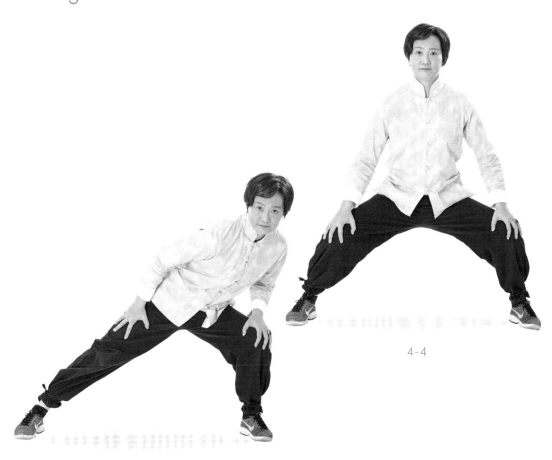

4-3

4-4

建議練習　　　　左右輪流進行 **6** 次或 **12** 次

當西方健身肌肉遇上東方武術氣血

　　這幾年適逢新冠肺炎疫情延燒，考慮到無論是已經染疫或是尚未染疫的讀者來說，修復氣血、加強心肺功能皆為當務之急，故本書決定將重點放在人體的上焦部位，也就是頭、肩、頸、上背、上肢，主要器官即為心肺。日後若有機會，再向讀者介紹中焦以及下焦部位的修復與保養。

　　心肺就像人體的幫浦，如果心肺功能好，連帶五臟六腑功能也會提升。五臟六腑對應的是人體中不同的機能，比方說，脾主肌肉，如果脾胃不好，吸收的營養無法運送到全身，其他功能也會低下；所以脾胃不好，應多運動來加強肌肉量，等肌肉量充足了，脾胃就會有許多養分來供應全身運作。肝臟主筋，所以如果筋絡不好，要回過頭來看肝臟功能是否有受損；等肝臟調理好了，筋絡的柔軟度也會增加。再者，肺主皮毛，肺功能提升了、肺活量變好，膚色就會漂亮，皮膚的疾病也會減少。

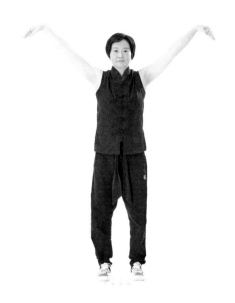

　　所以歸結到底，加強心肺功能是強化五臟六腑的源頭；而要加強心肺功能，最終的解決方案就是運動。不管是哪一種運動，都跟氣有關，氣足了之後，氣跟血才能一起運送到全身。人活著只要還有呼吸，就有辦法養氣，我們可以先從練習呼吸開始，讓氧氣進入人體修復粒線體，從而活化全身的臟腑機能。

　　有一次，我去德國參加輪拳手轉車（KRANKcycle）的講師訓練，學員們都要做測試，這個測試要參加者維持最大心跳率的百分之八十五到九十二以上的心率，看誰可以維持最久（最大心跳率=220-年齡）。我抽到的剛好是高強度等級的訓練（Race Day）；於是暖身完畢後，我就跟一堆高頭大馬的德國教練們一起接受測試；站在一堆肌肉粗壯、體型健美的健身教練旁，我這個學習東方武術的女子看起來既不起眼亦不厲害，感覺像是敬陪末座的一員。

這些看起來超厲害的健身教練，一開始就虎虎生風地拼命轉，但五分鐘之後就有三分之一的人出局，再過十分鐘，已經有三分之二的人出局，到最後，居然只剩下我一個人還在場上轉。講師很疑惑地看著臉不紅氣不喘的我，問我：「你不會累嗎？」我說：「還可以呀。」感覺自己像是來踢館的。因為我們每個人身上都戴著心跳帶，心跳都公布在大螢幕上；他疑惑的是，我的心跳已經到了要求的強度，可是我的表情還是一派輕鬆、游刃有餘。

　　事實上，我平時的心跳是一分鐘四十下左右，也就是我的心臟一分鐘只要跳這麼多下就可以供應全身的血流量，這對訓練有素的運動員來說是正常且健康的，而一般人一分鐘大概要跳八十幾下才夠。優秀運動選手的心率，大概會比一般人的心率低百分之十。

　　所以，像這次的測試要求我們要維持最大心跳率的百分之八十五到九十二以上，而我的能力可以再往上加百分之十。結果，我明明是要去受訓拿講師資格的學員，沒想到那堂課結束之後，講師卻跑來跟我說：「你明天可以幫我們上一堂武術課嗎？讓我們知道要怎樣才能像你一樣，耐力這麼好又不會累。」於是，我直接從學員跳級成教練們的講師。

　　我還記得那堂課在海邊的沙灘上，一整堂課我只有教他們如何紮馬步。調完呼吸就紮馬步定住不動，而且我也跟大家一起紮了一個小時。

在這一小時中，一群人高馬大的外國人咬牙苦撐，馬步紮不了，就變站椿，或者就直接站著撐上一個小時，因為他們很想體驗為什麼我說紮馬步就可以鍛鍊心智、磨練體魄。因此這一個小時，他們雖然得忍受腳上的熱沙、風吹日曬，但結束之後，他們一個個都沒講話，直接跑過來輪流抱著我哭，一個哭完又來一個……原來，他們在腳埋在沙子裡、同時風吹日曬的情況下，竟然感受到身體裡有能量在流動，體驗十分深刻，覺得自己獲益良多。結果馬步不過紮了一個小時，他們竟然可以滔滔不絕地分享兩個小時。

我從小就接受各類運動的訓練，最後選擇了游泳與武術作為未來的發展方向。後來學習並鑽研針灸，讓我對氣血跟筋絡有更深入的了解與體會，也特別重視氣血養成，這種種因素，使我得以在比賽中支撐到最後還游刃有餘。我要說的是，重點不在於你是不是武術選手或者會不會針灸，而是在於你能否找到簡易的方法來照顧氣血。如果你能每天花些零碎時間、照著書中的方法做，絕對也能體驗到氣血充足所帶來的種種好處，包括修復病症、提升免疫力、改善生活與工作品質等等。

眾生系列 JP0213

徒手氣血修復運動
──教你輕鬆練上焦，調和肌肉與呼吸，修復運動傷害、遠離長新冠！

作　　者／李筱娟
內 義 撰 寫／林資香
責 任 編 輯／劉昱伶
業　　務／顏宏紋

總 編 輯／張嘉芳
出　　版／橡樹林文化
　　　　　城邦文化事業股份有限公司
　　　　　104 台北市民生東路二段 141 號 5 樓
　　　　　電話：(02)2500-7696　ext2736　傳真：(02)2500-1951
發　　行／英屬蓋曼群島商家庭傳媒股份有限公司城邦分公司
　　　　　104 台北市中山區民生東路二段 141 號 5 樓
　　　　　客服服務專線：(02)25007718；25001991
　　　　　24 小時傳真專線：(02)25001990；25001991
　　　　　服務時間：週一至週五上午 09:30 ～ 12:00；下午 13:30 ～ 17:00
　　　　　劃撥帳號：19863813　戶名：書虫股份有限公司
　　　　　讀者服務信箱：service@readingclub.com.tw
香港發行所／城邦（香港）出版集團有限公司
　　　　　香港灣仔駱克道 193 號東超商業中心 1 樓
　　　　　電話：(852)25086231 傳真：(852)25789337
　　　　　Email: hkcite@biznetvigator.com
馬新發行所／城邦（馬新）出版集團【 Cité (M) Sdn.Bhd. (458372 U)】
　　　　　41, Jalan Radin Anum, Bandar Baru Sri Petaling,
　　　　　57000 Kuala Lumpur, Malaysia.
　　　　　電話：(603) 90563833　傳真：(603) 90576622
　　　　　Email：services@cite.my

內 頁 版 型／兩棵酸梅
封 面 設 計／兩棵酸梅
內文圖片攝影／龍林攝影設計有限公司　周金龍
印　　刷／中原造像股份有限公司
初 版 一 刷／2023 年 6 月
Ｉ Ｓ Ｂ Ｎ／978-626-7219-35-5
定　　價／550 元
版權所有‧翻印必究 (Printed in Taiwan)
缺頁或破損請寄回更換

國家圖書館出版品預行編目 (CIP) 資料

徒手氣血修復運動：教你輕鬆練上焦，調和肌肉與呼吸，修復運動傷
害、遠離長新冠！/ 李筱娟著 .-- 初版 .-- 臺北市：橡樹林文化，城邦
文化事業股份有限公司出版：英屬蓋曼群島商家庭傳媒股份有限公司
城邦分公司發行, 2023.06
　面；　公分 .--（眾生；JP0213）
ISBN 978-626-7219-35-5（平裝）

1.CST: 徒手治療　　2.CST: 運動健康

418.931　　　　　　　　　　　　112007052

城邦讀書花園
www.cite.com.tw